AF475621

A mon ami Amédée Hennequin —

ETUDES

SUR

L'HYDROTHÉRAPIE.

ÉTUDES

SUR

L'HYDROTHÉRAPIE

OU

TRAITEMENT PAR L'EAU FROIDE,

FAITES PENDANT UN VOYAGE EN ALLEMAGNE,

PAR LE DOCTEUR

CONSTANTIN JAMES.

PARIS,

DUSILLION, ÉDITEUR,
Rue Choiseul, 8.

GERMER BAILLIÈRE,
Rue de l'École-de-Médecine, 17.

1846

ÉTUDES

SUR

L'HYDROTHÉRAPIE.

Il n'est bruit, depuis plusieurs années, que des cures merveilleuses opérées en Allemagne par l'hydrothérapie. Déjà la médecine avait signalé les propriétés thérapeutiques de l'eau froide, et indiqué les avantages qu'on peut retirer de son emploi : mais il était réservé à un paysan de la Silésie d'ériger en une vaste méthode de traitement ce qu'on avait borné, avant lui, à des applications restreintes.

C'est à un accident dont il faillit être victime que Priessnitz dut les premières idées et les premiers essais de sa médication. Blessé grièvement à la figure d'un coup de pied de cheval, il tombe, et le charriot, passant sur son corps, lui fracture deux côtes. Comme les ressources ordinaires de l'art ne lui laissaient que la perspective d'une guérison incomplète, il entreprend de se traiter lui-même. C'est alors que, guidé par je ne sais quelle inspiration que lui suggèrent les habitudes hygiéniques au milieu desquelles il a vécu dans la Silésie, il imagine d'appliquer des serviettes mouillées sur ses côtes remises en place. Il ne boit que de l'eau froide, mange fort peu, conserve un repos absolu, et bientôt il est en état de reprendre les rudes travaux de la campagne.

Ce succès eut beaucoup de retentissement, et le nom de Priessnitz devint promptement populaire dans le voisinage. Lui-même, soit qu'il voulût exploiter sa célébrité de fraîche date, soit qu'il pressentît déjà l'utilité du nouveau moyen, promena dans les villages et les bourgs son existence nomade, appliquant l'eau froide aux hommes, et même aux animaux. Il supplée à la science qui lui manque par les observations de son esprit investigateur.

L'extrême simplicité du remède, l'humble condition de son auteur, d'incontestables cures, tout cela dut parler à l'imagination. Aussi la mode accueillit et enfla ses succès : sa renommée s'étendit au loin, et l'on vit la foule enthousiaste accourir vers Priessnitz, comme, à la fin du siècle dernier, elle se pressait autour du baquet de Mesmer. L'ancien cabaretier fonda le vaste établissement où de nombreux malades viennent, chaque année, de toutes les parties du globe, demander à l'hydrothérapie la guérison ou le soulagement que la médecine n'a pu leur procurer.

Bientôt s'élevèrent des établissements rivaux. Ce furent malheureusement d'audacieux spéculateurs, complétement étrangers aux moindres notions médicales, qui, les premiers, à l'imitation de Priessnitz dont ils ne connaissaient même pas les formules, entreprirent le traitement par l'eau froide, et de mensongers prospectus célébrèrent avec fracas des cures impossibles. Il semblait que la condition la plus favorable pour la guérison d'une maladie fût désormais son incurabilité.

La médecine n'était donc plus un art : elle devenait une industrie, lorsque des hommes instruits et consciencieux se rendirent à Græfenberg pour apprécier par eux-mêmes la nouvelle médication. S'ils furent témoins de magnifiques cures dues au génie de Priessnitz, ils furent témoins aussi de graves échecs dus à l'ignorance du paysan. Ces exemples ne furent pas perdus pour eux. Ils comprirent les avantages que la thérapeutique pouvait tirer d'une pareille méthode, appliquée avec mesure, et c'est alors qu'ils fondèrent à leur tour des établissements spéciaux.

Cependant l'hydrothérapie fut accueillie à Paris avec une extrême défiance. Pour moi, j'avais déjà vu M. Récamier, dans le service duquel j'étais interne à l'Hôtel-Dieu, employer les bains et les affusions d'eau froide avec une justesse de coup-d'œil, et une hardiesse que souvent le succès couronnait. Je me rappelais aussi avoir entendu M. Magendie, dans ses leçons au Collége de France, parler avec éloge de l'hydrothérapie, alors qu'il s'élevait énergiquement contre l'homœopathie, le magnétisme et autres rêveries germaniques. Enfin je venais de lire l'excellent ouvrage où M. le professeur Scoutteten a exposé et apprécié la méthode de Priessnitz. C'étaient des motifs suffisants pour me faire envisager sérieusement cette méthode, et je crus devoir aller l'étudier dans les contrées mêmes où elle avait pris naissance, persuadé que là seulement je la connaîtrais à fond.

J'étais d'ailleurs bien aise de visiter Bade, Weisbade Ems, et les autres sources les plus célèbres, afin d'ajouter de nouvelles recherches à celles que j'avais faites en Italie, (1) de sorte qu'un double but, je pourrais dire un double attrait, m'appelait en Allemagne.

Après avoir consacré plusieurs jours à l'étude des eaux minérales, j'eus à choisir l'endroit dans lequel je ferais mon éducation hydropathique. L'espèce de dédain et d'hostilité que Priessnitz affecte pour les médecins inspire à ceux-ci fort peu de goût pour le séjour de Græfenberg. Où donc me fixer ? Mes incertitudes furent promptement dissipées quand j'eus visité le magnifique établissement fondé par M. Schmith à Marienberg, près Coblentz, dans un des sites les plus délicieux de la vallée du Rhin. En nul autre endroit la méthode de Priessnitz n'est appliquée avec plus de succès et d'intelligence. J'y fus accueilli avec un bienveillant empressement par le directeur actuel, M. Hallmann, qui a longtemps habité Græfenberg, et que recommandent d'importants travaux, notamment son rapport au gouvernement prussien sur les établissements hydropathiques, qu'il avait mission d'inspecter.

Me voilà donc mêlé aux malades, vivant avec eux, assistant à tous leurs exercices, les interrogeant sur les effets du traitement, et cherchant à me rendre compte de leurs sensations.

Mais bientôt je m'aperçus que, si je me contentais du rôle d'observateur, je ne pourrais acquérir que des notions tout à fait incomplètes. Il est si difficile, dans de pareilles études, de se faire une idée exacte de ce qu'on n'a pas éprouvé soi-même ! L'esprit ne procède que par conjectures : par-

---

(1) Voir mon *Voyage scientifique à Naples avec M. Magendie*. 1 vol. in-8.

fois il s'égare. Qui ne sait que souvent des malades soumis à un même traitement sentent chacun d'une manière différente? Leurs paroles reflètent à leur insu leurs dispositions morales, enthousiastes ou injustes, selon qu'ils sont animés par la reconnaissance ou froissés par la déception. Ainsi mon but n'était pas atteint, tant que je m'en tiendrais aux vagues généralités d'impressions étrangères. Il me sembla d'ailleurs que je serais plus fort de moi-même, et que j'aurais plus d'autorité auprès du lit des malades, lorsque je pourrais invoquer mon expérience personnelle.

Je me décidai donc à me soumettre, sous la direction de M. Hallmann, aux principales épreuves qui constituent le traitement. Au lieu de m'y préparer par gradation, ainsi qu'on procède à l'égard des personnes dont la constitution est affaiblie par l'âge ou ébranlée par la souffrance, je pus aborder tout d'un coup les moyens les plus énergiques, ne consultant pour leur classification que ma plus grande commodité.

Il me faut maintenant rapporter en quoi consistent ces épreuves, et ce qu'elles m'ont fait ressentir. Simple historien, je vais transcrire mes notes, me réservant d'examiner ensuite les procédés de l'hydrothérapie au triple point de vue de la physiologie, de la thérapeutique et de l'hygiène.

EXPÉRIENCES

FAITES SUR MOI-MÊME

A MARIENBERG.

ENVELOPPEMENT HUMIDE.

Le 8 septembre 1845, à six heures du matin, un domestique entre dans ma chambre. Je me lève. Il défait mon lit, n'y laissant que le sommier sur lequel il étend une épaisse couverture de laine, puis, sur celle-ci, un drap de grosse toile, mouillé et fortement tordu.

Pendant ces préparatifs, M. Hallmann prend la température de ma bouche avec un petit thermomètre dont il me place la boule sous la langue. Le mercure marque 37° centig. Nous notons aussi l'état du pouls : j'ai 62 pulsations par minute.

Je me recouche, tout nu, sur le drap humide, la peau moite encore de la chaleur du lit, puis, étendant les jambes, je m'applique les bras le long du tronc. Je sens du frisson. Je tremble tout à fait au moment où, ramenant les deux bouts du drap vers les côtés opposés de mon corps, on les entrecroise au-devant de la poitrine, du ventre et des membres, de manière à m'envelopper tout entier, moins la face, comme dans un linceul. Même disposition pour la couverture de laine. On a soin d'en replier le bout inférieur au-dessus des pieds et des jambes, car ce sont les parties qui s'échauffent le plus difficilement. Quant au bout supérieur, on me l'enroule autour du cou, afin de prévenir l'introduction de l'air. On pose ensuite sur toute la longueur de la couverture un édredon que fixe et recouvre une seconde couverture bien bordée de chaque côté, comme la première. Le tout est fortement serré dans un drap sec, au-dessus duquel est étendu mon manteau. Ma tête seule reste libre, supportée par un traversin.

Me voici donc emmaillotté. Il me faut maintenant attendre patiemment sur le dos que la sueur arrive.

Au bout de quelques minutes je ne sens plus le froid. Je finis même par ne pas m'apercevoir de la fraîcheur du drap. Mais cette attitude immobile et fixe me cause un extrême agacement. Par cela seul que j'ai les mains prisonnières, je crois sentir partout des démangeaisons. Une mouche qui voltige près de mon visage me fatigue et m'obsède, car je n'ai pour la chasser que le mouvement de ma tête et le souffle de mes lèvres.

Il est six heures et demie. J'éprouve un sentiment de chaleur très prononcé vers l'abdomen et la poitrine, puis vers les membres.

A sept heures je suis brûlant. Mon visage est coloré. Je me sens un peu d'excitation dans le système nerveux.

Vers sept heures et demie, je commence à transpirer : en même temps je m'assoupis légèrement. La sueur se développe successivement, au tronc, aux cuisses, aux jambes et aux mains. Les épaules sont envahies ensuite, puis le visage, puis enfin les pieds. Ma respiration continue d'être parfaitement libre. Mon pouls est toujours à 62. Toutefois il me semble qu'il bat plus fort, car, jusqu'ici, pour en percevoir les pulsations, il me fallait glisser le doigt vers le pli de l'aine, et interroger l'artère crurale; maintenant, au contraire, sans faire de mouvement, j'ai parfaitement la conscience du choc du cœur et de l'impulsion artérielle. Mais peut-être aussi cette concentration du calorique m'a-t-elle rendu plus impressionnable.

M. Hallmann prend de nouveau la température de ma bouche. Elle est restée la même. Le mercure ne dépasse point 37 degrés.

Il est bientôt huit heures. Il me semble que mon corps entre en ébullition. La sueur coule sur mon front, colle mes cheveux, m'inonde partout. La chaleur est devenue insupportable. L'emmaillottement dure depuis deux heures : il est temps de suspendre.

A huit heures, on me débarrasse de mes enveloppes en ne me laissant que le drap et la première couverture. On m'assied dans un fauteuil à roulettes, les pieds libres, le cou, la tête et une partie du visage recouverts d'un capuchon de laine, puis on me dirige vers une trappe disposée dans le plancher du corridor. Le poids de mon corps fait jouer une poulie : la trappe s'abaisse; et je descends lentement dans la salle des bains. M'y voici.

GRAND BAIN FROID.

On m'ôte la couverture et le drap. Devant moi est un bassin, profond de quatre pieds, large de quinze, rempli jusqu'aux bords, et alimenté par une source à 12° cent., d'une limpidité parfaite.

Quand je réfléchis qu'il fallait me plonger tout en sueur dans cette eau si froide, je ne fus pas maître d'une certaine émotion. Cependant je me précipite.

La première impression fut moins pénible que je ne m'y étais attendu. Je n'avais pas précisément froid, mais j'éprouvais par toute la surface du corps une sorte de pincement, comme si ma peau, devenue trop étroite, comprimait en se resserrant les tissus plus profonds. Je me donnai beaucoup de mouvement, plus peut-être que ce n'était nécessaire. Tantôt je nage et plonge ; tantôt je me tiens debout, en m'arrosant vivement le visage pour empêcher le sang de s'y porter.

Peu à peu je sens le calme renaître : je me mets en rapport avec les personnes et les objets qui m'entourent, je parle, j'entends : ma respiration est plus libre. Ma peau devient souple, chaude, colorée ; mon visage s'anime. C'est que déjà la réaction commence.

M. Hallmann me dit de quitter le bain : j'y étais depuis une minute environ.

Le contact de l'atmosphère me parut délicieux. Mon corps fumait comme un fer qu'on a plongé brûlant dans l'eau, et qu'on retire incomplètement refroidi. Aussitôt on me jette par-dessus la tête un drap sec, en grosse toile, qui me tombe jusqu'aux pieds, et on s'en sert pour me frictionner rudement. Je me frictionne moi-même. Ma peau rougit de plus en plus; ses papilles se hérissent; bientôt elle offre une teinte écarlate. La pression du doigt y détermine une empreinte blanchâtre qui disparaît immédiatement dès qu'on cesse d'appuyer. Ce sont tous les signes d'une réaction complète.

Je passai ensuite une robe de chambre, et je montai m'habiller pour sortir.

Descendu dans le parc, je parcours à pas rapides ces longues et ravissantes promenades qui font de Marienberg un des plus beaux séjours de l'Allemagne. Je me trouve leste, dispos, plein d'ardeur. Je sens dans tous mes membres une énergie nouvelle. Ma peau est brûlante, ma tête parfaitement dégagée. Je bois plusieurs verres aux sources d'eau vive qu'on a disposées de distance en distance pour l'usage des malades, puis je rentre à neuf heures pour déjeuner.

Ce premier repas ne se compose que de pain bis, de beurre et de lait froid.

FRICTIONS

AVEC LE DRAP MOUILLÉ FROID.

Je me rends à onze heures dans une des salles de bain, où je me déshabille. Mon corps était plutôt en moiteur qu'en transpiration. Le baigneur me jette par derrière, sur la tête, un grand drap imbibé d'eau froide, non tordu, qu'il ramène sur ma poitrine, de manière à m'envelopper instantanément le corps. Ensuite il me frictionne très rudement la peau par-dessus le drap. J'avais d'abord éprouvé un saisissement assez vif, mais la réaction s'établit promptement, et, au bout de cinq minutes, ma peau était rouge et chaude. Le drap lui-même s'était échauffé au contact de mon corps.

On m'essuie avec un autre drap bien sec. Je reprends mes vêtements et retourne dans le parc faire de l'exercice.

DOUCHES FROIDES.

A midi je vais à la douche. Elle est établie dans le même bâtiment que les bains, seulement elle occupe un compartiment spécial. Il y a plusieurs espèces de douches, de force et de destination différentes. La hauteur de la chute d'eau est d'une quinzaine de pieds. Son diamètre varie depuis un simple filet jusqu'à une forte nappe. Sa direction est verticale ou oblique, suivant les parties qu'on veut atteindre. J'expérimentai les deux principales douches ; ce sont : la douche en arrosoir, et la grosse douche.

Douche en arrosoir.

J'attends que mon corps ne soit plus en sueur, puis je me place sous la douche, les mains étendues au-dessus de la tête, afin d'amortir le premier choc. De cette manière, l'eau se brise et retombe sur moi en poussière écumeuse.

La sensation fut désagréable ; mais elle devint pénible lorsque, sans interposer les mains comme je l'avais fait d'abord, je présentai à la douche le dos et les reins, puis successivement les autres parties du corps. J'essaie aussi de la recevoir sur la tête, mais cela m'étourdit.

Au bout de cinq minutes, je passe de la douche en arrosoir à la grosse douche.

Grosse douche.

Celle-ci, je la supporte beaucoup mieux. Si son choc est plus fort, au moins il est plus franc. On n'a qu'une sensation, au lieu de ces milliers de petites impressions tellement divisées et uniformes qu'on ne sait à laquelle répondre. Cette douche excite très-rapidement la peau. J'y reste le même temps que sous la première.

Quand je me retirai, j'avais le corps rouge. Mes mains et mon visage offraient, au contraire, une teinte légèrement bleuâtre. Le baigneur m'essuie et me frictionne rudement. Ma réaction se fit à merveille : du reste, elle s'opère toujours très vite après la douche.

Nous nous réunissons à une heure pour dîner. Ces promenades et cette succession continuelle d'exercices différents excitent vivement l'appétit chez tous les malades, et, à plus forte raison, chez une personne bien portante. Aussi vîmes-nous avec plaisir arriver le moment du repas, qui se composa des mêmes aliments dont on fait usage dans les habitudes de la vie : seulement on ne boit que de l'eau.

Après le dîner, nous allâmes faire d'assez longues excursions dans la campagne.

BAIN DE SIÈGE FROID.

Je prends un bain de siége à cinq heures. Voici comment est disposé l'appareil :

C'est un bassin, comme pour les bains de siége ordinaires, avec cette différence qu'il est doublé à l'intérieur d'une lame de zinc, percée, dans toute son étendue, d'une multitude de petits trous. Il n'y a point encore d'eau, mais j'ouvre le robinet : à l'instant un jet s'échappe avec bruissement de chaque pertuis, converge vers le centre du bassin, et frappe la peau comme un petit dard. La réunion et l'entrecroisement de tous ces jets constitue une sorte d'atmosphère liquide qui vous enveloppe jusqu'aux jarrets et à l'ombilic. Ainsi renouvelée sans cesse, l'eau s'écoule par un trou pratiqué au fond du vase. C'est donc plutôt une irrigation continuelle qu'un bain.

Quelques bassins sont, de plus, munis d'une douche ascendante qui, pendant l'arrosage latéral, dirige verticalement un jet plus fort sur le périnée.

L'eau me parut extrêmement froide. Elle n'était cependant, comme pour les autres exercices, qu'à 12° cent. Pendant toute la durée du bain, je me frotte les surfaces en expérience, afin de provoquer la réaction.

Au bout d'un quart d'heure à peu près, je quitte le bain. La peau avait rougi au contact de l'eau, et une zone bien nette indiquait le niveau de l'immersion. Le baigneur me fait les frictions d'usage, puis je retourne dans le parc. J'éprouvais un sentiment de fraîcheur locale qui ne disparut qu'au bout d'une demi heure d'exercice.

BAIN DE PIEDS FROID.

Je prends à six heures le bain de pieds qui doit être la dernière épreuve de ma journée. L'eau m'atteignait à peine les chevilles. Comme j'avais très chaud, elle me glace. Je me frotte vivement les pieds l'un contre l'autre : de son côté, le baigneur les frictionne alternativement avec les mains. On m'encourage : bientôt, m'assure-t-on, je vais sentir une douce chaleur remplacer peu à peu cet affreux saisissement. Tout ce que je puis dire, c'est qu'après dix minutes j'en suis sorti ayant les pieds presque aussi froids qu'en y entrant.

A peine étais-je hors de l'eau que ma réaction commença : quelques tours de promenade l'achevèrent complétement. Toute la soirée j'eus les pieds brûlants.

Un goûter servi avec la même frugalité que le repas du matin nous réunit à sept heures.

A dix heures je me couchai, ne me sentant pas plus fatigué que d'ordinaire, et je dormis profondément.

ENVELOPPEMENT SEC.

Le lendemain matin, dès cinq heures, le domestique vient m'emmaillotter comme la veille. Seulement il n'emploie pas le drap mouillé. Mon corps se trouve ainsi mis en contact immédiat avec la couverture de laine. Lequel des deux procédés donne la sensation la moins désagréable ? Je ne saurais le dire. Ce frottement de la laine sèche sur la peau entretient un picottement général qui, pour beaucoup de malades, est aussi incommode que la fraîcheur du drap. J'ai vu même des personnes nerveuses en être tellement agacées qu'il fallait les désemmaillotter à l'instant pour leur mettre le drap mouillé. Quant à moi, je n'y trouvai pas une grande différence. Vers six heures et quart je transpirais abondamment.

A ma première séance, on m'avait laissé, pendant la sueur, dans un repos parfait. Voici les modifications qu'on fait aujourd'hui.

On ouvre ma fenêtre. L'entrée de l'air extérieur me produit sur le visage une très agréable impression de fraîcheur. Toutes les dix minutes on me fait boire, avec un verre à biberon, quelques gorgées d'eau froide. Même bien-être à l'intérieur. Il me semble que l'excès de calorique de mon corps est absorbé par l'eau qui se met en équilibre de température. J'en bus ainsi à peu près 150 grammes.

Cependant la sueur m'inonde de plus en plus. A sept heures on me conduit au grand bain. Cette fois je m'y précipite très hardiment. La sensation fut loin de me paraître pénible. Je compris même comment les malades s'y habituaient, et, pour la plupart, finissaient par y trouver du charme.

Ma réaction se fit très bien, et j'en restai là de mes expériences.

Telle est la série d'épreuves par lesquelles j'ai passé, et qui constituent la partie la plus active du traitement. Mais je crois devoir rappeler encore qu'on se ferait une fausse idée de l'hydrothérapie, si on croyait que les malades sont soumis d'emblée et sans préparation préalable à une médication aussi énergique. Dans certains cas les moyens les plus doux sont ceux qui réussissent le mieux, j'ajouterai, sont les seuls qui conviennent.

Maintenant que nous connaissons les principaux procédés de la méthode, et les sensations qu'ils font éprouver, je dois, pour être fidèle à mon plan, examiner l'hydrothérapie sous un triple aspect, et étudier 1° Son action physiologique; 2° Son utilité thérapeutique; 3° Son influence comme moyen d'hygiène.

§ I.

ACTION PHYSIOLOGIQUE

DE

L'HYDROTHERAPIE.

Un fait qui ressort des expériences de l'hydrothérapie, et qui semble dominer tous les autres, c'est que, dans des cas déterminés, il n'y a aucun péril à se plonger le corps en sueur dans l'eau froide. Ce résultat est d'autant plus important à noter, qu'il est contraire aux idées généralement admises parmi nous. Il a dû paraître moins étrange aux peuples du Nord, qui, de temps immémorial, sont dans l'usage de prendre des bains glacés, ou même de se rouler dans la neige, à la sortie de l'étuve ; encore bien qu'entre ces deux procédés il y ait plutôt analogie que similitude.

En effet, quand nous sommes dans l'étuve, une atmosphère brûlante nous enveloppe et nous pénètre de toute part. La respiration est précipitée. Le cœur bat tumultueusement. Il y a surexcitation générale du système nerveux.

Au contraire, pendant l'emmaillottement, on respire un air relativement très frais. Point d'accélération dans le jeu de la poitrine. Le pouls varie à peine, et le système nerveux n'est que faiblement stimulé.

Dans le premier cas nous absorbons le calorique qui nous vient du dehors, tandis que dans le second le calorique que nous exhalons a sa source en nous-même.

Je n'insisterai pas davantage sur ces caractères différentiels, n'ayant pas à m'occuper de l'action des étuves, que j'ai d'ailleurs traitée assez longuement dans un autre travail (1). Je passe donc immédiatement à l'analyse des phénomènes les plus saillants du traitement hydropathique, à savoir : l'échauffement, la sudation, le refroidissement et la réaction. Peut-être y trouverons-nous, malgré l'état peu avancé de la science à cet égard, l'explication de l'innocuité du bain froid lorsque le corps est en sueur.

ÉCHAUFFEMENT.

L'échauffement hydropathique est produit par l'enveloppement, que nous avons dit se faire de deux manières, soit avec une couverture de laine, soit avec un drap humide.

---

(1) Voir l'article *Étuves*, de mon *Voyage scientifique à Naples*.

Le premier moyen n'a rien de nouveau que son emploi méthodique : le second appartient en entier à Priessnitz, et a le double effet de soustraire au corps une notable quantité de calorique et d'appaiser la soif. Sous ce dernier rapport, les marins en avaient déjà deviné les avantages, puisque, à défaut d'eau douce, ils trompent leur soif en s'enveloppant le corps de vêtements trempés dans la mer.

A cette action réfrigérante du drap mouillé succède bientôt une action tout opposée. Quand il a eu absorbé du calorique de la peau, il devient à son tour une puissante cause d'échauffement, au point que quelquefois il provoque la sueur plus vite que ne le fait l'emmaillottement direct dans la couverture de laine. Son influence dans ce cas se borne-t-elle à concentrer la chaleur normale du corps en l'empêchant de se répandre dans l'atmosphère? L'expérience suivante ne permet pas de s'arrêter à cette explication.

Enveloppez un animal d'un enduit imperméable, la température de son corps, loin de s'élever, subira en peu de temps un très notable abaissement. Si donc le drap mouillé agissait à la manière d'un enduit, il produirait, comme mauvais conducteur du calorique, l'effet tout contraire de celui qu'on observe.

Disons-le, pour résoudre cette question aussi physique que physiologique, il faudrait, avant tout, bien connaître la source même de la chaleur animale.

A cet égard, la théorie de Lavoisier, malgré toutes les transformations qu'on lui a fait subir, ne me paraît plus acceptable aujourd'hui. Assimiler la combustion du carbone du sang à celle du charbon d'un foyer, et transformer ainsi notre corps en une sorte de poële ou de locomotive vivante, ce n'est qu'une hypothèse ingénieuse. Voyez ce phthisique. Il ne respire que par quelques débris de cellules pulmonaires, par conséquent fort peu de sang est mis en rapport avec fort peu d'oxygène, et cependant tout son corps est brûlant.

Les calculs de M. Despretz tendent à établir que, dans le corps d'un adulte, 435 grammes de charbon sont transformés chaque jour en acide carbonique ; ce qui, en vingt-quatre heures, exigerait un dégagement de chaleur de 3,425, 625 dégrés.

Comment concilier ces calculs avec les expériences de M. Magendie ? Ce savant vient de prouver qu'en faisant passer de l'air atmosphérique à travers du sang veineux disposé dans un appareil convenable, la température du sang reste la même, bien qu'il prenne tous les caractères physiques et chimiques du sang artériel. Il a substitué à l'air atmosphérique de l'oxygène et de l'azote dans d'autres proportions, puis de l'oxygène pur, puis enfin un gaz combustible tel que l'hydrogène. Quelque précision qu'il ait apportée dans ses analyses, jamais il n'a pu constater la moindre élévation de température. Ccpendant nous trouvons réunies ici lesprincipales conditions regardées comme moyen de calorification.

Aussi ai-je entendu nombre de fois M. Magendie, au Collége de France, déclarer qu'il ignore absolument quelle est la source réelle de la chaleur animale.

Qu'il me suffise donc d'avoir constaté le fait singulier de l'échauffement du corps par l'application du drap humide.

Comme la température normale n'est pas parfaitement la même chez tous les individus, que, d'un autre côté, elle varie plusieurs fois dans la journée chez la même personne, il faut en prendre le degré bien exact sur chaque malade, et la constater de nouveau autant de fois qu'on fait des expériences nouvelles.

Quelque soit, en hydrothérapie, le procédé d'enveloppement mis en usage, le moment où la température du corps s'élève le plus coïncide avec la première apparition de la sueur. Maintenant quel est le plus haut degré qu'elle atteigne? Distinguons entre la température de la peau et celle des parties plus profondes.

Quant à la première, un très bon observateur, M. Latour-Robert, l'a prise plusieurs fois sous l'aisselle, et il m'a dit n'avoir jamais noté une augmentation de plus de deux degrés. M. Lubanski porte cette évaluation beaucoup plus haut. J'ai fait moi-même quelques expériences qui sont d'accord avec celles de M. Latour. Quant à la température intérieure, son accroissement varie, d'après M. Hallmann, d'un quart de degré à un degré, jamais au delà. Il peut même arriver qu'elle ne subisse aucune modification. C'est ainsi que, pendant toute la durée de mon emmaillottement, la température de ma bouche ne changea pas.

Il semble donc qu'il se fait une acccumulation de calorique plus considérable à la surface du corps qu'à l'intérieur, résultat qui ne doit pas surprendre, puisque c'est la vitalité de la peau qui est particulièrement sollicitée.

SUDATION.

On appelle sudation, dans le langage hydropathique, la production de la sueur par le fait de l'emmaillottement.

C'est à la poitrine, au ventre, et à la partie supérieure des cuisses que la sueur se montre d'abord. Le moment où elle commence à paraître varie suivant les individus, et surtout suivant les saisons. En été, c'est généralement au bout d'une heure, une heure et demie, d'enveloppement, tandis qu'il faut beaucoup plus de temps en hiver. On accélère son apparition en essayant de faire quelques mouvements dans le maillot.

Les personnes qui commencent le traitement transpirent d'ordinaire moins vite que celles qui y sont déjà habituées.

Aussitôt que le corps est en moiteur, il est d'usage d'ouvrir les croisées pour faire respirer au malade un air frais. On veut empêcher ainsi le sang de se porter au cerveau. C'est dans le même but qu'on applique sur le front des compresses imbibées d'eau froide qu'on renouvelle à mesure qu'elles s'échauffent. Il est prudent de ramener l'oreiller sur les parties latérales de la tête et des joues, pour empêcher le refroidissement par l'air.

Quand la transpiration est bien établie, on fait boire de l'eau froide, en en donnant peu chaque fois, et par intervalles d'environ un quart d'heure. De cette manière le liquide ingéré a le temps de se réchauffer dans l'estomac. Si on donnait tout d'un coup une trop grande quantité d'eau, le refroidissement intérieur ralentirait et même pourrait suspendre la sudation.

Rien de plus variable que la quantité de transpiration fournie par chaque malade, pendant la même durée d'emmaillottement. Quelquefois la sueur traverse le lit et coule sur le plancher : d'autres fois elle mouille à peine la première couverture.

M. Hallmann, dans le but d'arriver à une évaluation approximative, a pesé des individus avant et après l'emmaillottement. La différence du poids indiquait ainsi le chiffre de la perte. Bien entendu qu'il tenait compte de la quantité d'eau bue pendant la sudation. Or, il a trouvé que ce chiffre variait depuis un demi kilogramme jusqu'à deux kilogrammes et plus. Citons une de ses expériences.

Un homme de trente ans fut emmailloté, dans l'après midi d'une journée très chaude du mois d'août 1842. Au bout de deux heures, il avait perdu 2 kilogrammes de son poids. Comme, pendant la sueur, il avait bu 150 grammes d'eau, cela fait en tout 2150 grammes de perte par la transpiration cutanée et pulmonaire. Ajoutons que cet homme subissait chaque jour deux enveloppements semblables.

D'après les expériences de Sanctorius, qui resta trente ans sur le plateau d'une balance, pesant soigneusement chaque jour ce qu'il introduisait dans son corps et ce qui en sortait , d'après surtout celles de Lavoisier et Séguin, il paraîtrait que nous perdons journellement par la transpiration insensible environ deux kilogrammes de notre poids que réparent les aliments et les boissons. Comparez ces chiffres avec les précédents, il en résulte qu'une seule sudation peut nous faire éprouver en deux heures une perte équivalente à celle qu'on subit habituellement en vingt-quatre. De pareilles déperditions, surtout si elles sont répétées tous les jours, doivent finir par modifier profondément la composition de nos liquides.

Aussi la médecine humorale joue-t-elle un grand rôle dans les idées de l'hydrothérapie.

Quant à la nature même de la transpiration, il est difficile d'établir en quoi elle est modifiée par le fait de la maladie. Chacun sait que l'odeur de la sueur varie suivant les individus, et suivant les diverses parties du corps. Il en est de même de son acidité. On ne peut donc rien généraliser relativement aux qualités de la sueur dans les divers états pathologiques, puisqu'on manque de point de comparaison avec l'état normal.

On m'a cependant assuré qu'il arrive à Priessnitz de reconnaître des maladies à l'odeur seule de la sueur. Cela s'explique dans quelques circonstances. Ainsi, par exemple, la fièvre typhoïde s'accompagne d'une odeur tout à fait caractéristique de l'exhalation cutanée. Il en est de même de diverses fièvres éruptives, et de certaines syphilis : mais ce sont des cas exceptionnels dont il ne faut pas s'exagérer l'importance.

REFROIDISSEMENT.

Tout refroidissement, quelque soit le mode employé pour le produire, modifie la circulation d'une manière particulière. Ce sont donc ces modifications qu'il nous importe surtout d'étudier, et, dans ce but, je ne puis mieux faire que de rapporter l'expérience suivante de M. Magendie.

On met un lapin dans une vessie hermétiquement fermée, mais disposée de manière à ce qu'il puisse respirer, puis on plonge le tout dans l'eau très froide. Au bout d'un certain temps, la température de l'animal, prise dans le rectum, a notablement baissé.

Ouvrez alors une des jugulaires : un peu de sang s'échappe par suite de l'élasticité des parois du vaisseau, mais, bien que vous teniez l'ouverture béante, l'écoulement s'arrête. Cependant l'artère du même côté n'a pas cessé de battre : donc la circulation est interceptée dans les capillaires. Si, en effet, le sang lancé par l'artère traversait ses infiniment petits conduits, il ressortirait par la veine. Ceci est si vrai que, quand on retire l'animal avant qu'il soit trop refroidi, la chaleur revient peu à peu, et alors le sang s'échappe de nouveau, puis continue de couler.

Le lapin est-il resté dans l'eau assez longtemps pour succomber, à l'autopsie, les tissus voisins de la peau paraîtront pâles et décolorés. Le scalpel, en les divisant, sera rougi à peine. C'est que tout le sang est accumulé dans le cœur et les gros vaisseaux, que vous trouvez considérablement distendus.

On peut suivre, avec le microscope, sur le mésentère de grenouilles ou la vessie de jeunes rats, les troubles que le froid amène graduellement dans la circulation. Dans les premiers moments le sang peut encore traverser les capillaires, et alors, au courant refroidi succède un nouveau courant qui se refroidit à son tour. Mais bientôt les globules se ralentissent de plus en plus : tel vaisseau qui en charriait deux ou trois de front ne donne plus passage qu'à une seule rangée de globules, et l'espace transparent de sérum a triplé d'épaisseur. Enfin, après quelques oscillations, les globules s'arrêtent. Il ne paraît pas du reste que le froid resserre les parois des capillaires ; leur diamètre semble rester le même, quelque soit l'abaissement de la température. M. Poiseuille, à qui j'emprunte ces détails de physiologie microscopique, attribue l'arrêt de la circulation à l'augmentation de la couche immobile de sérum qui tapisse intérieurement les vaisseaux.

Ainsi suspendu dans son cours, le sang se comporte comme un liquide ordinaire contenu dans un tube inerte, et entouré d'un milieu réfrigérant: il se congèle. Les tissus qu'il vivifiait sont frappés de mort et finissent par tomber en escarres gangréneuses.

Aussi observe-t-on que ce sont les parties les plus exposées au froid, ou les plus éloignées de l'impulsion du cœur, qui sont mortifiées les premières.

Si le corps tout entier reste exposé longtemps à une atmosphère glacée, la circulation se ralentit dans tous les organes, parce que la masse du sang, refroidie par degrés, se meut plus difficilement, et aussi parce que le cœur perd de son énergie. L'individu sent ses membres s'engourdir : il tombe dans une sorte d'hébêtement et de torpeur générale qui se traduisent par un penchant irrésistible au sommeil. Malheur à lui s'il ne peut y résister ! « Quiconque s'assied s'endort, disait Solander à ses compagnons, et quiconque s'endort ne se réveille plus.» C'est ainsi que périrent en une nuit deux mille soldats de Charles XII pendant l'hiver rigoureux de 1709.

Puisque telle est l'action du froid, on comprend combien il importe de n'y soumettre les malades qu'avec une grande circonspection. De là le précepte de ne pas rester plus d'une à deux minutes dans le grand bain. Encore recommande-t-on d'y faire beaucoup de mouvement. La natation est le meilleur de tous les exercices, car presque tous les muscles y concourent également et sans fatigue. Un long séjour dans l'eau et l'omission de ces précautions pourraient amener une perte trop considérable de calorique, et par suite des troubles dans la circulation.

REACTION.

Je me suis déjà plusieurs fois servi dans ce travail du mot réaction, sans avoir indiqué encore la signification spéciale qu'il faut y rattacher. Comme c'est à ce phénomène important que tous les autres servent, pour ainsi dire, de préparation, il importe de le définir et de le bien connaître.

La réaction, c'est le réchauffement du corps par ses seules ressources de calorique, après qu'il a été mis en contact avec un liquide froid. On dit qu'il y a réaction, parce qu'il semble que la vitalité de nos tissus réagit contre la cause qui l'a momentanément affectée.

Dans la réaction il y a deux ordres de phénomènes, les uns physiques, les autres vitaux. Parlons d'abord des premiers.

La circulation capillaire, qui avait été ralentie ou même partiellement suspendue par le fait du refroidissement, reprend son cours dès l'instant où la réaction commence ; ce qui a lieu quelquefois dans le bain, mais plus souvent quand on en est sorti. Alors les frictions répétées avec un drap rude et sec sont un puissant auxiliaire. Elles appellent la chaleur à la surface du corps, et favorisent les mouvements des globules dans leurs petits vaisseaux. La peau rougit. On dirait que le sang y afflue avec d'autant plus d'activité que son passage y a été momentanément interrompu. Les battements du cœur deviennent plus libres, à mesure que le retour de la circulation diminue les obstacles à l'impulsion ventriculaire.

Mais, avons-nous dit, il y a dans la réaction d'autres phénomènes essentiellement vitaux, lesquels jouent un rôle plus important encore que les phénomènes physiques. Cette force de vitalité qui préside à l'admirable équilibre des fonctions a pour but et pour effet de nous protéger contre les causes de destruction qui nous entourent, et de réparer les atteintes qu'elles nous auraient déjà fait subir. C'est ainsi qu'elle accroît la force du cœur, favorise le retour du calorique, et que, même en l'absence de tout moyen physique, elle suffit quelquefois pour déterminer seule la réaction.

Je sais bien que la chaleur qu'accusent les malades, au sortir du bain, est souvent une erreur de la sensibilité. Le contact de l'atmosphère paraît brûlant, parce que celui de l'eau semblait glacé. Mais pourtant on ne peut nier qu'au moment où l'économie revient de sa stupeur, la réaction ne soit accompagnée d'une calorification très notable.

Une première condition pour que la réaction se fasse bien, c'est que, avant le bain, la température du corps ait été élevée. Ainsi, lorsque je me jetai tout en sueur dans le grand bain, la réaction fut prompte. Au contraire, elle se fit attendre après le bain de siége que j'avais pris sans échauffement préalable.

Une seconde condition, c'est que l'immersion dans l'eau

froide ne dure pas trop longtemps. Je puis citer à l'appui une observation vulgaire.

Lorsque, pendant l'hiver, les pieds ont séjourné longtemps dans une chaussure humide, on les réchauffe très difficilement. C'est que les tissus se sont refroidis peu à peu, et couche par couche, jusqu'à une certaine profondeur. Au contraire, vous frottez-vous les mains dans la neige, le froid vous saisira tout d'un coup, mais il n'aura pas le temps de pénétrer. Aussi la réaction est lente dans le premier cas, et rapide dans le second.

On reconnaît une bonne réaction à deux caractères essentiels : d'une part, à la promptitude avec laquelle elle s'opère; d'autre part, à la coloration vive de la peau. Quand l'empreinte du doigt s'efface rapidement, c'est une preuve que la circulation capillaire est active, et que le retour du sang n'est pas uniquement dû aux lois d'équilibre et d'égalité de pression.

La promenade facilite et achève la réaction, d'autant mieux que le cours du sang n'est plus seulement stimulé à la superficie du corps, comme par les frictions, mais qu'il l'est également dans tout l'appareil vasculaire. Qu'on ne soit pas surpris de cette influence des mouvements sur la circulation. Chacun a vu le jet de la saignée s'échapper avec force ou couler avec lenteur, suivant que le malade fait mouvoir les doigts ou les tient immobiles. C'est que les muscles, en se contractant, pressent sur les vaisseaux et communiquent une impulsion notable aux fluides qu'ils contiennent.

—

Le fait capital qui ressort de notre analyse des quatre grands phénomènes hydropathiques, c'est que l'on peut sans danger se plonger le corps en sueur dans l'eau froide. Voyons maintenant si cette innocuité de l'immersion peut être expliquée jusqu'à un certain point par la nature et la combinaison des principales circonstances que nous avons indiquées.

L'emmaillottement laisse le corps dans un repos parfait. L'organisme continue son jeu habituel sans secousses, sans violence, et presque avec son rhythme normal. Au moment de la sueur, la peau seule est très vivement stimulée, ce qui explique pourquoi elle est, pour ainsi dire, la seule aussi qu'impressionne l'influence momentanée du froid. Il n'y aurait danger que si le séjour dans l'eau se prolongeait assez pour que le refroidissement pénétrât profondément.

Au contraire le saisissement sera immédiat si, à la suite d'un exercice violent, on se plonge dans l'eau froide. A cet instant, tous les organes se trouvaient dans une sorte d'activité fébrile. La transpiration ne constituait plus le fait prédominant; elle n'était que l'indice de l'excitation générale. Quand alors vous provoquez un refroidissement subit, qu'y a-t-il d'étonnant à ce que les rouages de l'économie se confondent, s'arrêtent ou se brisent?

Dans le premier cas, la sueur est un phénomène passif, tandis que le phénomène est essentiellement actif dans le second.

Je sais fort bien que certains malades se préparent par une course ou une marche forcée à recevoir la douche. J'en ai vu des exemples à Pont-à-Mousson, dans le bel établissement que dirige avec talent et succès M. Lubanski.

Mais ce fait ne détruit pas ce que je viens d'énoncer. D'abord les malades attendent que les battements du cœur et les mouvements du thorax soient calmés ; et, si quelques-uns négligent ces précautions, l'expérience prouve qu'ils ne peuvent le faire impunément qu'autant qu'ils sont familiarisés avec le traitement hydropathique. Ensuite le choc de la douche a une propriété stimulante qui ne se rencontre pas dans une simple immersion.

Si le refroidissement par l'eau a des effets différents, suivant que la sueur aura été diversement provoquée, le refroidissement par l'air est toujours à redouter, quels qu'aient été les agents de la transpiration. C'est peut-être autant pour le prévenir que pour empêcher une congestion vers les parties supérieures, qu'on recommande aux malades l'immersion immédiate de tout le corps dans le grand bain, ou du moins, s'ils y entrent graduellement, des affusions sur le visage et la poitrine.

Il est sans doute fort difficile de comprendre ces influences contraires de l'air et de l'eau froide. Je me borne donc à constater le fait.

J'ai mis en regard des phénomènes de la sudation hydropathique ceux qui accompagnent l'échauffement produit par l'exercice. L'innocuité des premiers ressort des observations que j'ai décrites en détail. Je pourrais peut-être me dispenser de citer des faits pour prouver le danger des seconds ; car une triste expérience ne nous en offre que trop chaque jour. Mais, pour que l'opposition soit plus complète, et nos déductions physiologiques mieux comprises, je crois utile d'apporter un exemple.

Le plus remarquable de tous est sans contredit celui qui a trait à Alexandre. L'importance du personnage, les circonstances et les phases de l'accident, le récit détaillé que nous en offre l'histoire, justifient suffisamment mon choix. D'ailleurs, je suis heureux d'avoir à rappeler une des pages les plus honorables des annales de la médecine.

J'emprunte à Quinte-Curce les détails suivants :

« Ce fut au milieu d'une des journées les plus chaudes « d'un été brûlant qu'Alexandre arriva sur les bords du « Cydnus. La fraîcheur et la limpidité de l'eau invitèrent « le roi, couvert de sueur et de poussière, à prendre un « bain. Il se dépouille de ses vêtements, et, le corps tout « ruisselant, il descend dans le fleuve. A peine y est-il « entré que tous ses membres se raidissent par un saisis- « sement subit : la pâleur se répand sur tout son corps, et « peu à peu la chaleur vitale semble l'abandonner. Ses of- « ficiers le reçoivent presque expirant dans leurs bras, et « le transportent sans connaissance dans sa tente. »

Nous trouvons ici la réunion de toutes les conditions les plus défavorables. Alexandre avait le corps en sueur par suite d'une marche forcée. Il n'attend pas que l'excitation générale se calme ; il se déshabille en plein air, descend dans le fleuve (*descendit in flumen*) au lieu de s'y jeter, et n'a pas même la ressource de prévenir le saisissement par la natation (1). A l'instant la circulation s'arrête dans les capillaires, et le sang abandonne la peau (*pallor diffusus est*), pour se concentrer au cœur et dans les gros vaisseaux, ce qui amena la syncope.

(1) Alexandre ne savait pas nager. Un jour qu'il était séparé de l'ennemi par un fleuve, on rapporte qu'il s'écria : *O me pessimum qui natare non didicerim* !

Poursuivons.

« Au bout de quelque temps le malade commence à « respirer plus librement. Il lève les yeux, et, reprenant « peu à peu ses esprits, reconnaît ses amis qui l'entou- « rent. Cette légère détente ne servit qu'à lui faire com- « prendre l'immensité du danger. En proie à une vive « anxiété, il déclare qu'il ne veut ni traitement long, ni « médecin timide, et qu'il préfère une mort prompte à « une lente convalescence... C'est alors que Philippe « promet au roi un breuvage énergique. Seulement il ne « veut le donner que le troisième jour. »

Pourquoi ces retards alors que le danger presse? Philippe obéissait ici aux préoccupations superstitieuses de la médecine d'Hippocrate. Une crise seule pouvait sauver le roi. Or, le troisième jour étant regardé comme un jour critique beaucoup plus favorable que le premier et le deuxième, il préfère attendre.

Je néglige ce qui a rapport à la lettre de Parménion, ainsi qu'à l'épisode si connu qui s'y rattache, et je continue.

« Au commencement du troisième jour, Philippe entre « dans la tente du roi avec la potion qu'il avait préparée. « Alexandre, se soulevant sur son coude, prend la coupe « et la vide... Telle fut la violence du remède que les « phénomènes qui suivirent parurent justifier l'accusa- « tion de Parménion. La respiration du roi devint plus « embarrassée. Philippe ne négligea rien de ce que son « expérience lui suggérait. Il entoure le corps du ma- « lade de fomentations: pour le réveiller de sa stupeur, il « lui fait respirer l'odeur du vin et des aliments. Dès qu'il « le voit reprendre ses sens, il ne cesse de lui parler de sa « sœur, de sa mère, et de la victoire éclatante qui l'attend.

« Aussitôt que le médicament fut passé dans les veines, « la santé parut se répandre peu à peu dans toute sa per- « sonne. L'esprit recouvra son énergie et le corps sa vi- « gueur beaucoup plus tôt qu'on ne devait l'espérer, puis- « que le même jour, le troisième depuis l'accident, « Alexandre put se montrer à son armée.»

La potion prescrite par Philippe ne pouvait être qu'une potion tonique, puisqu'avant tout il s'agissait de rappeler la chaleur. S'il fut heureux dans le choix du remède, il ne fut pas moins habile dans son application. Il comprit que le froid ayant fait refluer le sang dans la profondeur des tissus, il fallait que l'excitation vînt d'abord de l'intérieur, et qu'elle fût seulement favorisée par les moyens externes. Aussi, avant d'employer les fomentations et autres stimulants, attend-il que la liqueur ait été ingérée dans l'estomac. Il n'est pas étonnant que le travail de l'absorption se soit manifesté par l'aggravation apparente des symptômes; mais à peine le médicament, suivant l'expression parfaitement juste de l'historien, eut-il passé dans les veines (*se diffudit in venas*) que la réaction commença.

Remarquons avec quelle sagacité Philippe fait intervenir les influences morales. Afin de détourner l'attention du malade des idées d'empoisonnement que les premiers effets du remède pouvaient lui rappeler, il met en jeu ses affections les plus chères et son impatience de conquérant. D'ailleurs ne fallait-il pas, pour que la réaction devînt complète, que la surexcitation de l'esprit fût en rapport avec celle des organes ?

C'est à cette heureuse combinaison des moyens, et aussi à la force de sa constitution, que, après deux jours d'une inutile et dangereuse attente, Alexandre dut de revenir à la vie. Il avait lors de l'accident toute l'énergie de la jeunesse. Au contraire, l'empereur Barberousse qui, seize siècles après, succomba pour s'être baigné dans le même fleuve, était âgé de près de soixante-dix ans. Or, il est d'observation que les jeunes gens ont une force de réaction bien supérieure à celle des vieillards.

Les détails dans lesquels je viens d'entrer expliquent, jusqu'à un certain point, comment il se fait que l'immersion dans l'eau froide du corps en sueur, après un exercice violent, soit toujours dangereuse, souvent mortelle, lorsque, au contraire, elle est sans danger et quelquefois salutaire dans la méthode hydropathique. Il resterait sans doute beaucoup à ajouter pour donner complètement la raison physiologique de cette différence de résultats. Espérons que la science comblera bientôt cette lacune, et n'essayons pas de la remplir par des hypothèses, qui, surtout lorsqu'elles sont ingénieuses, ont le grand tort de détourner de la recherche de la vérité, en y substituant de trompeuses illusions.

Maintenant que nous avons analysé les principaux phénomènes qui précèdent, accompagnent et suivent le grand bain froid, il nous reste fort peu de choses à dire des autres procédés de l'hydrothérapie. Un mot cependant sur chacun, afin de compléter notre appréciation physiologique.

Les *frictions avec le drap mouillé*, les *lotions d'eau froide*, constituent le procédé le plus simple et le moins actif. Aussi en fait-on usage dans les premiers temps, pour accoutumer l'économie à l'impression du froid. Viennent ensuite les *demi-bains* que l'on prend dans une baignoire ordinaire, n'ayant de l'eau que jusqu'à l'ombilic. On favorise leur action en faisant en même temps des *ablutions* d'eau froide sur la tête et le reste du corps, et en frictionnant la peau avec un drap rude. Ces moyens, par la réaction vive et prompte qu'ils déterminent, paraissent surtout agir comme révulsifs cutanés.

On fait souvent des applications locales de linges humides et froids sur la peau. Ainsi, la plupart des malades portent ce qu'on appelle la *ceinture stimulante*. C'est un bandage de corps, en grosse toile, pouvant faire à peu près trois fois le tour du tronc. On mouille une de ses extrémités dans une longueur suffisante pour recouvrir l'abdomen, puis on l'applique sur la peau de cette région. On termine en roulant autour du corps le reste du bandage. De cette manière, le bout mouillé est fixé immédiatement sur la peau par deux tours de bande sèche.

Il arrive pour la ceinture la même chose que pour le drap d'emmaillottement : elle s'échauffe. Mais comme on la laisse beaucoup plus longtemps en place, elle se sèche, se colle à la peau, et alors détermine vers cette membrane une irritation très marquée, qui souvent amène des éruptions vésiculeuses ou pustuleuses. J'ai vu à Marienberg un malade chez lequel il s'était développé ainsi un véritable ecthyma.

Cette ceinture me rappelait parfaitement les larges feuilles de choux que M. Récamier fait appliquer sur le ventre dans certaines affections des organes abdominaux.

Si la ceinture était renouvelée à mesure qu'elle s'échauffe, elle agirait comme moyen sédatif, et non plus comme topique stimulant. C'est de cette manière qu'en médecine on emploie les compresses mouillées froides, quand il s'agit de calmer l'excitation d'une partie.

La *douche à vague* ou *Wellenbad* est simplement une grosse nappe d'eau que verse un aqueduc presque au niveau du sol. Pour la recevoir, on se couche dans une espèce de baignoire disposée au-dessous, de sorte que, à la différence de la grosse douche qui agit surtout par son choc, celle-ci n'agit que par son volume.

Le *bain de siège* produit des effets différents, suivant sa durée et le degré de température de l'eau.

Si le bain ne dure que huit ou dix minutes, et que l'eau soit très-froide, la réaction s'opère extrêmement vite vers la peau, mais elle n'est que passagère, comme serait la rubéfaction par un sinapisme. Quand, au contraire, le bain est à douze ou quinze degrés, et que le malade y reste une demi-heure et plus, il se fait un abaissement notable de la température des surfaces en immersion, et aussi des tissus plus profonds. La réaction s'opère alors beaucoup plus lentement, mais son effet se prolonge davantage.

Le *bain de pieds froid* est un des procédés les plus désagréables de l'hydrothérapie. Si l'eau est tout à fait froide, on éprouve une constriction locale tellement vive, qu'elle ébranle tout le système nerveux. Il ne faut prendre ce bain qu'après s'être échauffé les pieds, soit par la marche, soit par des frictions, sans quoi la réaction se ferait difficilement.

Comparons l'action du bain de pieds froid à celle du bain de pieds chaud.

Quand vous placez vos pieds dans l'eau chaude, le sang s'y porte, et leur température s'élève par l'introduction directe du calorique. Le bain terminé, le sang reflue à l'intérieur, la chaleur diminue, et la peau attendrie, macérée, est devenue plus accessible au refroidissement qu'elle ne l'était auparavant.

Au contraire, dans le bain froid, les pieds sont bientôt glacés. Mais, par l'effet de la réaction, le sang y revient avec une grande force de calorique ; la peau est beaucoup plus chaude, son tissu plus ferme, et sa résistance au froid est plus considérable.

Il y a donc dans l'un et l'autre bain deux mouvements principaux du sang ; seulement ils se succèdent dans un ordre inverse.

On fait un grand usage d'*injections vagino-utérines* et de *lavements froids ;* leur mode d'emploi n'offre rien de particulier en hydrothérapie.

Il y a bien encore d'autres particularités du traitement, mais ce sont de simples modifications des procédés que je viens de décrire. J'arrive donc à la partie la plus délicate de mon travail, l'emploi thérapeutique de l'hydrothérapie. Si, dans les appréciations physiologiques, j'ai été souvent arrêté par l'état incomplet de nos connaissances, je vais être obligé de restreindre encore plus mon cadre, puisqu'il s'agit d'applications qui jusqu'ici sont restées, pour la plupart, en dehors de la pratique de la médecine.

---

§ II.

EMPLOI THÉRAPEUTIQUE

DE

L'HYDROTHÉRAPIE.

Il est fort difficile d'exposer avec méthode le traitement hydropathique, et surtout d'établir, au milieu de toutes les exagérations dont il a été l'objet, les circonstances où il peut être nuisible ou avantageux. Nul doute que Priessnitz n'ait enrichi la médecine d'une foule de faits nouveaux du plus haut intérêt. Mais ces faits constituent plutôt des succès individuels qu'ils ne représentent un corps de doctrine, et, au moment où l'on croit saisir le lien scientifique qui les unit, on ne trouve plus que l'empirisme. Aussi n'essaierai-je point de formuler des principes généraux de thérapeutique. Je veux seulement indiquer les cas où l'hydrothérapie m'a paru le mieux réussir, et les dangers que peut offrir son application.

Parlons d'abord des maladies aiguës : nous nous occuperons ensuite des maladies chroniques.

MALADIES AIGUES.

Priessnitz et son école n'hésitent pas à employer la méthode hydropathique contre toutes les maladies aiguës. Voici d'après quelles inductions ils règlent leur médication.

La fièvre qui accompagne ces maladies a pour principaux caractères une soif ardente, la chaleur et la sécheresse de la peau : aussi regarde-t-on l'enveloppement dans le drap mouillé comme le plus puissant des antiphlogistiques. S'agit-il d'opérer d'abondantes soustractions de calorique, on remplace le drap, à mesure qu'il s'échauffe, par un autre drap également humide. De temps en temps, le malade boit quelques gorgées d'eau froide, afin que le passage dans le sang d'une certaine quantité de principes aqueux favorise la transpiration en rendant la peau plus souple et moins aride. La sueur une fois obtenue, des lotions fraîches, puis des frictions sèches sont faites par tout le corps, dans le but de déterminer sur la peau une réaction légère, et de dégager les parties plus profondes. On conseille rarement la douche et les autres procédés énergiques, car on craint qu'en imprimant plus d'activité à la circulation ils n'exagèrent la fièvre.

Tel est l'exposé succinct du traitement hydropathique. Arrivons maintenant à son appréciation.

Je ne vois pas l'utilité d'employer ainsi l'eau froide contre de légères indispositions, telles que les rhumes, les angines, les coryzas... Puisqu'elles se guérissent le plus souvent toutes seules, avec un peu de régime et quelques boissons délayantes, mieux vaut s'en tenir à ces petits moyens.

Restent donc les maladies aiguës graves.

Ce n'est pas sans surprise, j'ai presque dit sans effroi, qu'on lit l'exposé d'une méthode pareille appliquée à quelques-unes de ces maladies. Ainsi, par exemple, comment procède-t-on pour la pneumonie ? Le patient est enveloppé dans le drap mouillé froid. On couvre sa poitrine de compresses humides et froides. Eau froide pour tisane. Lavements froids. Demi-bains froids avec affusions et frictions, etc. Je le demande, y a-t-il à Paris un médecin qui osât faire une pareille prescription, y a-t-il un malade qui osât la suivre ?

Que des personnes ainsi traitées aient pu guérir, cela prouve plus peut-être en faveur de leur constitution qu'en faveur du moyen. Rien ne démontre du reste qu'elles n'auraient pas guéri aussi bien, ou même plus sûrement, par les soins de la médecine. Serait-ce donc pour le vain plaisir de faire tout l'opposé de ce qui se fait d'habitude, qu'on irait recourir à des pratiques aussi étranges? Jusqu'à ce que leur avantage sur les traitements ordinaires ait été établi par des observations parfaitement authentiques, l'hydrothérapie échouera devant les répugnances très légitimes des médecins et des malades.

Il ne faut pas d'ailleurs prendre trop à la lettre la dénomination des cas pathologiques où les hydropathes disent avoir réussi. Comme la plupart se sont eux-mêmes improvisés médecins, sans études préalables, ils confondent à tout instant la pleurodynie avec la pleurésie, la migraine avec la méningite, la simple diarrhée avec la dysenterie, d'autant plus que de pareilles méprises tournent à la plus grande gloire de la médication.

D'autres fois, au contraire, par une interprétation erronée des symptômes, ils ne verront qu'un dérangement fonctionnel là où existe une altération organique des plus graves. Consultez, pour plus de renseignements, non pas leurs prospectus, car ils ne mentionnent que des succès, mais le remarquable ouvrage où M. le docteur Schedel a exposé la pratique de Priessnitz, qu'il a suivie longtemps à Grœfenberg. Vous y verrez, entre autres faits, l'histoire d'un Américain soumis pendant un mois à des traitements tellement stupides et barbares, qu'ils rappellent les tortures de la Question humide.

Ce malade qui, depuis quelque temps, éprouvait de la raideur et de la faiblesse dans tout le côté droit, fut pris subitement d'une hémiplégie complète de ce côté. Il y avait perte de connaissance, contracture, respiration stertoreuse et déviation des traits. M. Schedel diagnostique un ramollissement aigu du cerveau. Priessnitz lui répond *qu'il ne sait pas ce que cela veut dire*, et il fait exécuter le traitement suivant :

On verse de l'eau froide sur la tête du malade, en le frictionnant rudement par tout le corps avec des serviettes humides. On fléchit et on étend ses membres paralysés, dans le but de rompre le prétendu spasme. Par moments on essaie de le faire marcher : des domestiques le soulèvent par les épaules et le maintiennent debout, tandis que d'autres impriment à ses jambes des mouvements automatiques. On le gorge d'eau froide, de fraises et de pruneaux. Ce sont à tout instant des pédiluves et des lavements froids. On le met chaque jour dans le bain froid, et, bien qu'il gémisse, grelotte et claque des dents, Priessnitz, aidé de ses hommes les plus vigoureux, le frictionne rudement pendant des heures entières. Son corps tout entier n'est qu'une affreuse plaie : il en découle une sanie tellement âcre qu'elle fait venir des furoncles aux mains de ceux qui le touchent. « Qu'on se figure, dit M. Schedel, « ce malheureux couvert de larges ulcérations, et « dont chaque jambe est le foyer d'un vaste phleg- « mon, où la peau, percée de trous, laissait échapper un « pus fétide et des portions de tissu cellulaire gangré- « neux ; qu'on se figure, dis-je, ce malheureux enlevé « chaque jour du grabat où il gisait moribond, et « cela jusqu'au dernier jour de sa vie, pour être « plongé dans un bain froid où l'attendaient de nouvelles « frictions ! »

Enfin le malade succombe. A l'autopsie, l'hémisphère gauche offrit un ramollissement diffluent du centre de la couche optique.

Non, je ne crois pas que jamais la médecine ait eu à enregistrer traitement aussi abominable, véritable expérience *in animâ vili*. Sans doute je n'accuse pas Priessnitz : son ignorance est sa justification. Je m'empresse même d'ajouter qu'il possède un tact exquis et une perspicacité naturelle qui, fortifiés par sa longue expérience, lui ont valu souvent d'admirables succès. Seulement il aura confondu ici les symptômes d'une lésion organique avec ceux d'une simple névrose, et ce qu'il avait vu réussir dans celle-ci devait nécessairement échouer dans celle-là. Car enfin il ne peut obéir qu'à ses propres inspirations. Or, je le répète, le diagnostic de certaines maladies, principalement des maladies cérébrales, est une de ces choses qu'on apprend, mais qu'on ne devine pas: et, quoiqu'en puissent dire les hydropathes, quelques notions médicales ne nuisent jamais dans l'exercice de la médecine.

Je résume donc ce qui précède en disant que, pour la plupart des maladies aiguës, il n'y a aucun profit à substituer les procédés de l'hydrothérapie à la médecine ordinaire, et que, de plus, l'administration intempestive de l'eau froide peut entraîner quelquefois les plus funestes conséquences.

Est-ce à dire que, dans l'état actuel des choses, cette médication ne doive être employée contre aucune maladie aiguë? Je suis si loin de le penser que, maintenant que j'ai fait mes réserves, je vais indiquer quelques circonstances où le traitement hydropathique m'a paru offrir des avantages.

FIÈVRES TYPHOIDES.

M. Scoutetten et d'autres médecins distingués assurent avoir retiré d'excellents effets de l'hydrothérapie, contre ces fièvres, surtout quand la peau est brûlante, la soif ardente, le pouls précipité. A peine le malade est-il enveloppé dans le drap humide, qu'il éprouve un sentiment général de bien-être. Quelques lavements frais, des demi-bains à peine dégourdis, de l'eau fraîche en boisson, des compresses humides sur le ventre, complètent le traitement. Je crois d'autant plus facilement à l'efficacité de ces moyens que, bien avant qu'il fût question d'hydrothérapie, M. Récamier employait avec avantage l'eau froide, sous toutes les formes, pendant certaines périodes de la fièvre typhoïde. Quant à l'enveloppement dans le drap mouillé, c'est une très heureuse innovation de Priessnitz.

Mais prenons garde. Aura-t-on recours aux mêmes procédés sédatifs lorsque la période inflammatoire sera passée, ou quand, dès le début, la maladie offrira, pour principaux caractères, le refroidissement de la peau, la langueur de la circulation, et l'adynamie de toutes les fonctions? Ce serait une conduite tout à fait déraisonnable, car peut-être, dans ce cas, la vitalité a déjà subi une trop profonde atteinte pour que la réaction puisse se faire. C'est alors que les boissons stimulantes et les toniques de diverses espèces devront être préférés à l'eau froide. Comment, en effet, le même moyen pourrait-il également convenir quand il y a surexcitation ou quand il y a stupeur de l'organisme?

Je n'ai point à m'occuper ici de la nature même de la fièvre typhoïde. Pour moi, c'est une maladie tellement complexe, que chaque forme qu'elle revêt, ou même chaque période d'une même forme, réclame un traitement spécial, et souvent opposé.

Dans presque tous les cas de fièvres typhoïdes traitées ainsi par l'eau froide, on voit apparaitre sur différentes régions du corps des abcès ou des furoncles phlegmoneux qu'on regarde comme des phénomènes critiques. Nous aurons bientôt à nous expliquer sur la valeur de ces crises auxquelles on fait jouer un si grand rôle en hydrothérapie.

ANOMALIES NERVEUSES.

Je désigne par le terme un peu vague d'*anomalies nerveuses* certains états pathologiques qu'on rencontre plus souvent dans la pratique civile que dans les hôpitaux, et qui reconnaissent comme caractères prédominants la chaleur extrême de la peau, la fréquence et la concentration du pouls. Du reste, point de soif vive ni de céphalalgie ; appétit parfois conservé ; à peine quelques éclairs de douleurs dans les membres : seulement, de l'inquiétude, de l'irritabilité et surtout une grande disposition aux larmes. Cet état peut ne durer que quelques heures, ou se prolonger plusieurs jours ; puis insensiblement tout rentre dans l'ordre. Comment localiser de pareils symptômes ? Ils ne sont ordinairement précédés ni suivis d'aucun phénomène particulier, de sorte qu'on ne s'explique pas plus leur disparition, qu'on n'est averti de leur retour.

Autant ici la médecine est impuissante, autant les procédés de l'hydrothérapie offrent de ressources, car c'est au calorique en excès qu'il importe surtout de s'attaquer. J'ai vu une malade, dont chaque accès nerveux durait ordinairement plus de quarante-huit heures, être instantanément débarrassée de sa fièvre par quelques enveloppements successifs dans le drap mouillé. Mais on est rarement aussi heureux.

On peut alors recourir à la méthode de Giannini, qui n'est qu'une sorte d'hydrothérapie mitigée. Elle effraie moins les malades, et, quand on l'applique au début même des crises nerveuses, elle empêche souvent leur développement. Voici comment il faut procéder. On place le malade dans un bain dont la température, égale à peu près à celle du corps, est abaissée graduellement, sans cependant descendre au-dessous de 12° cent. De cette manière, on soustrait le calorique à mesure qu'il tend à se porter vers la peau, le sang est rafraîchi, et son cours devient moins rapide. Le malade reste dans le bain jusqu'à ce qu'il sente que le mouvement fébrile a complétement cessé.

FIÈVRES ÉRUPTIVES.

Le traitement des fièvres éruptives par l'eau froide est tellement opposé à nos idées et à nos usages, que vouloir, pour tous les cas, le naturaliser parmi nous, me paraîtrait une tentative impossible. Cependant, depuis l'exemple tant de fois cité de Zimmermann, des essais de ce genre ont été faits par Currie, Giannini, et, en France, par M. Récamier Enfin Priessnitz traite aujourd'hui toutes ces fièvres par l'hydrothérapie. Il fait envelopper, en pleine éruption, dans le drap humide, puis il emploie les affusions et même le grand bain froid. Les résultats obtenus à Grœfenberg paraissent prouver que nous nous exagérons beaucoup le danger de l'eau froide, je ne dis pas de l'air froid, dans les maladies éruptives.

Toutefois je pense que, pour les circonstances ordinaires, il vaut beaucoup mieux éviter ces grandes expérimentations, et tenir le malade bien chaudement dans son lit, en le garantissant de toute impression du froid. C'est seulement dans certains cas extrêmes, alors que la vie est en danger, et la médecine impuissante, que j'accepte l'intervention des procédés hydropathiques.

Ainsi, par exemple, on a vu l'emmaillottement appeler à

la peau, en quelques heures, l'éruption que les efforts de la nature et les ressources de l'art n'avaient pu provoquer. D'autres fois le malade, en proie aux angoisses de la fièvre, a ressenti un soulagement immédiat de quelques applications humides et fraîches à la surface du corps.

Mais ce sont là des moyens dont il faut être sobre, et dont l'emploi exige la plus grande circonspection.

J'admets donc que le traitement par l'eau froide peut convenir dans certaines maladies aiguës, spécialement celles que caractérisent la continuité de la fièvre et la production exagérée de la chaleur animale. Si l'état fébrile s'accompagnait de frissons et de tremblements, ainsi qu'on l'observe fréquemment dans la phlegmasie des organes parenchymateux, il faudrait s'abstenir d'une pareille médication; car, l'impression de l'eau froide venant se joindre au refroidissement pathologique, on devrait craindre que la réaction ne se fît mal.

Ces précautions pourront paraître minutieuses ou exagérées à ceux qui ont vu que l'on n'en tenait aucun compte dans les établissements hydropathiques. Mais notons qu'il s'agit là de malades chez lesquels le traitement par l'eau froide est devenu une habitude de chaque jour, de manière qu'en combattant par l'hydrothérapie l'affection aiguë intercurrente, on ne place point l'individu dans des conditions nouvelles; on modifie seulement celles où il se trouvait dejà. Aussi jamais un médecin prudent ne s'appuiera sur de pareils exemples pour prescrire d'emblée les procédés hydropathiques aux malades qui n'ont pas encore fait l'apprentissage de l'eau froide.

La température de l'eau, dans le traitement des affections aiguës, doit être prise en très sérieuse considération.

Si cette température est trop basse, le refoulement brusque des fluides détermine une réaction proportionnée à l'intensité du refroidissement, et l'effet sédatif n'est pas obtenu. Je crois donc, avec M. Scoutteten, que, dans les phlegmasies aiguës des méninges, où l'emploi médical du froid est souvent fort avantageux, il vaut mieux appliquer sur le front des compresses rafraîchissantes, souvent renouvelées, que de la glace. Les irrigations continues fraîches, telles que les pratique M. Récamier, me paraissent encore le moyen préférable à tous les autres.

Je ne m'étendrai pas plus longuement sur l'action thérapeutique de l'eau froide dans le traitement des maladies aiguës. Tout en reconnaissant que l'hydrothérapie peut être quelquefois utile, je ne la crois pas appelée, malgré ses prétentions, à remplacer la médecine ordinaire, dont les procédés, à la fois plus doux et plus simples, ont d'ailleurs l'avantage d'être consacrés par l'expérience.

MALADIES CHRONIQUES.

C'est dans le traitement des maladies chroniques que l'hydrothérapie compte ses succès les plus nombreux et les plus incontestables : ajoutons de suite que c'est dans le traitement de ces mêmes maladies que la médecine échoue le plus ordinairement. Ceci nous explique déjà le profond dédain de Priessnitz pour la médecine. Étant le plus souvent consulté par des personnes que les ressources de l'art n'ont pu soulager, et qui, presque toutes, exhalent leur dépit en récriminations amères, il a dû en conclure que l'art est toujours et partout impuissant. De là le ridicule anathème qu'il lance contre toute la pratique médicale. Comment, en effet, croire à des guérisons qu'on n'a pas vues, et ne pas être influencé par les échecs dont on est témoin?

Priessnitz a aussi des motifs tout personnels pour être exclusif. Le gouvernement lui fit défendre d'employer autre chose que l'eau froide; car il y aurait eu danger à ce qu'il pût se servir de médicaments dont il ignore les propriétés, l'usage et les doses. Or, qu'a fait Priessnitz? Il a défendu à son tour ce dont il ne lui était pas permis d'user. L'eau froide était forcément son remède unique : il l'a déclarée le remède universel.

Ce n'est pas ici le moment de faire ressortir tout ce qu'une pareille prétention a d'exagéré, pour ne rien dire de plus. Occupons-nous d'abord d'établir quels sont les avantages de l'hydrothérapie contre les maladies chroniques.

On ne se propose pas, comme dans le traitement des maladies aiguës, de diminuer la vitalité des tissus malades : on veut au contraire l'accroître, et provoquer une excitation temporaire, qu'on saura ensuite utiliser. C'est ainsi que le nitrate d'argent, appliqué en collyre, fait souvent disparaître des engorgements chroniques de la conjonctive, en activant momentanément la circulation de cette membrane. Il faut donc employer de préférence le grand bain, la douche, les frictions générales, les longues promenades, les exercices manuels, en un mot les procédés les plus puissants. Si la constitution paraît viciée par quelques cachexies, le malade sera soumis à d'abondantes transpirations, et on lui fera boire beaucoup d'eau, comme s'il s'agissait de renouveler la masse de ses liquides.

Mais ce que veut surtout l'hydrothérapie, par ces moyens perturbateurs, c'est de développer quelques-uns des phénomènes connus sous le nom de *crises*, et d'obtenir de la sorte l'expulsion des principes délétères auxquels on attribue les maladies chroniques. Quelques mots donc sur ces crises.

Les éruptions cutanées et les évacuations de toute espèce constituent la forme critique la plus habituelle. On attache particulièrement une extrême importance au développement des furoncles. J'en ai vu qui avaient l'aspect de petites pustules semblables à celles que détermine la pommade d'Authenrieth : d'autres fois ils acquièrent un volume considérable, et, par leur réunion, forment de véritables anthrax qui sont d'autant plus douloureux, qu'on attend qu'ils s'ouvrent seuls, en se contentant de les couvrir de compresses humides.

L'apparition des crises est souvent précédée d'insomnie, d'agitation, de tristesse, de malaise, et de l'aggravation apparente de la maladie primitive. Ces symptômes se dissipent d'eux-mêmes au bout de quelques jours. Bien loin de s'en inquiéter, on s'en félicite, car on n'y voit qu'une sorte de lutte intérieure entre la force médicatrice de la nature et le principe morbide qui doit être éliminé.

Ces explications rappellent un peu trop les anciennes théories humorales. Sans doute il ne répugne pas à une saine physiologie d'admettre que, dans quelques cas, la nature se débarrasse ainsi des principes étrangers ou nuisibles à l'organisme. Qui ne sait que, pendant le cours de certaines maladies, il survient quelquefois, vers les membranes muqueuses, les reins ou la peau, des phénomènes insolites qui coïncident avec une notable amélioration des symptômes? J'admets donc volontiers l'intervention des crises; seulement l'hydrothérapie me paraît se méprendre fréquemment sur leur nature et la cause qui les produit. Ces frictions répétées à tout instant suffisent pour irriter le tissu cellulaire sous-cutané, et pour développer des éruptions, que, par conséquent, on aurait tort d'attribuer toujours à l'influence d'humeurs délétères. D'ailleurs les crises, tout en étant souvent avantageuses, ne sont pas indispensables pour la guérison. Elles paraissent quelquefois n'agir que comme de simples dérivatifs, ou même elles surviennent sans que la maladie s'améliore.

Une crise ne peut être utile qu'à la condition qu'on modifiera le traitement de manière à la maintenir dans de certaines limites. Trop violente, elle épuiserait le malade, et pourrait entraîner des accidents consécutifs très fâcheux. Pour éviter ces inconvénients, on a soin de n'employer d'abord que des affusions et des demi-bains, l'eau étant légèrement dégourdie; puis on arrive graduellement au grand bain froid, à la douche, et aux autres procédés énergiques.

Si les nuits devenaient agitées, qu'il y eût de la chaleur à la peau et de l'accélération dans le pouls, sans qu'on pût rattacher ces troubles à quelque crise, il faudrait reprendre une médication moins active, et la continuer jusqu'à ce que l'économie fût accoutumée à l'impression de l'eau froide. Il est des personnes chez lesquelles c'est toute une éducation à faire.

Maintenant que nous avons établi les bases du traitement,

voyons quelles sont les maladies chroniques auxquelles l'hydrothérapie paraît le mieux convenir.

RHUMATISME CHRONIQUE.

Il est peu de rhumatismes chroniques que l'hydrothérapie ne guérisse parfaitement, ou du moins qu'elle n'améliore d'une manière très notable. Trop d'exemples déposent en faveur de ce résultat pour qu'on puisse le contester. On trouvera sans doute fort étrange que la médication par l'eau froide puisse convenir à une maladie qui reconnaît le plus souvent elle-même pour point de départ l'influence du froid humide ; mais qu'importe? Si le fait qui contrarie nos idées est positif, acceptons d'abord le fait, puis nous modifierons nos idées.

Les rhumatismes dont l'hydrothérapie triomphe le plus sûrement sont ceux qui s'accompagnent de la raideur et de l'engorgement des articulations. On fait grand usage de la douche, car il s'agit de stimuler vivement la peau, et d'appeler à sa surface l'irritation des parties profondes. Le malade présente spécialement à son choc les articulations entreprises : en même temps il leur imprime des mouvements de flexion et d'extension, afin de favoriser le glissement des surfaces synoviales, et de réveiller l'élasticité des ligaments. La durée de la douche ne doit pas dépasser huit à dix minutes. En la prolongeant davantage, on entraînerait une déperdition trop considérable de calorique, et la réaction se ferait incomplétement. Or, sans une bonne réaction, vous avez tous les inconvénients de l'eau froide, et aucun des bénéfices du traitement hydropathique.

On se sert beaucoup aussi du grand bain, précédé de l'emmaillottement. Si la peau est habituellement chaude et sèche, la sudation sera de préférence provoquée dans le drap mouillé. Après le bain, on frictionne le malade aussi rudement que le permet la sensibilité des tissus, car la réaction est plus lente à se faire qu'après la douche.

La ceinture abdominale n'est utile que quand le rhumatisme a de la tendance à se porter sur les entrailles.

Lorsque la douleur se fixe sur quelque point, on conseille de recouvrir la surface qui y correspond de compresses stimulantes, c'est-à-dire de compresses qu'on a fortement tordues pour en exprimer l'eau, et qu'on recouvre à leur tour de compresses sèches. Elles irritent la peau à la manière d'un révulsif. Si les compresses étaient trop mouillées, elles se réchaufferaient difficilement, et le froid, entretenu par leur contact, pourrait accroître le mal au lieu de le calmer.

La douleur a-t-elle résisté à ces applications, il convient de l'attaquer par de petits vésicatoires qu'on saupoudre avec la morphine, ce qui n'empêche pas de continuer les moyens hydropathiques, lesquels, nous l'avons dit, ont spécialement pour but d'appeler le travail morbide à la périphérie. Les sudorifiques, dont la médecine fait si grand usage, exercent une action bien moins certaine. Par l'excitation fébrile qu'ils provoquent vers la peau, ils énervent cette membrane et la rendent encore plus impressionnable au froid. Au contraire, un des grands avantages de l'hydrothérapie, c'est de fortifier toute l'enveloppe cutanée contre les variations de l'atmosphère. Aussi voyez-vous, au bout de peu de temps, les malades quitter sans danger et même sans inconvénient les gilets de flanelle que souvent ils portaient depuis leur enfance.

Ce que je viens de dire du traitement du rhumatisme est également applicable à celui de la goutte. Telle est d'ailleurs l'analogie qui existe entre ces deux affections, passées à l'état chronique, que beaucoup de médecins les confondent sous la dénomination de rhumatisme goutteux. Pour la goutte, on insistera davantage sur les transpirations et les boissons abondantes. La combinaison de ces deux moyens a pour effet, d'une part, d'activer la sécrétion de la peau qui est souvent d'une sécheresse remarquable, d'autre part, de favoriser, par l'absorption de principes aqueux, la dissolution de l'acide urique dont l'économie est saturée, ainsi que l'indiquent les graviers rouges que charrient les urines, et les concrétions tophacées qui entourent les articulations. Au lieu de faire usage d'eau pure, il est souvent avantageux d'ajouter aux boissons du bi-carbonate de soude.

Je n'oserais affirmer que l'hydrothérapie guérit réellement la goutte comme elle guérit le rhumatisme. Cependant, je connais des personnes qui se trouvent si bien de son usage, alors que toutes les autres médications avaient échoué, que je n'hésite pas à la mettre au moins sur la même ligne que les eaux minérales les plus renommées pour le traitement de cette désespérante affection.

PARALYSIES ET NÉVROSES.

Il est fort rare que, par les procédés hydropathiques, on puisse obtenir la guérison d'une hémiplégie, celle-ci étant presque toujours liée à une altération organique de l'encéphale. Depuis la mort si déplorable de l'Américain dont j'ai parlé, Priessnitz a renoncé presque entièrement à tenter de semblables cures. Imitons ici sa réserve.

On obtient au contraire de très-notables succès dans le traitement de la paralysie des membres inférieurs, car cette paralysie est bien plus rarement produite par des lésions du tissu nerveux. Le grand bain et la douche sont les procédés les plus efficaces. On évitera de faire précéder le grand bain de fortes transpirations, de peur d'appeler trop vivement le sang au cerveau. Quant à la douche, elle sera surtout appliquée aux membres paralysés. En faisant arriver directement son choc sur la colonne vertébrale, il y aurait à craindre, à moins qu'on ne se servît du Wellenbad, de causer un ébranlement fâcheux de la moelle épinière.

Le bain de siége fréquemment répété est encore un puissant auxiliaire du traitement. La réaction qu'il détermine vers le bassin amène presque toujours l'apparition d'un flux hémorrhoïdal qu'on regarde comme un phénomène critique destiné à produire, au moyen des anastomoses, la déplétion mécanique des plexus veineux intra-rachidiens. On en a conclu que certaines paraplégies étaient dues à l'engorgement des veines qui entourent la moelle. Cette explication rend assez bien compte de l'amendement des symptômes lorsque les hémorrhoïdes commencent à fluer.

Il faut beaucoup de persévérance de la part des malades; car la guérison par l'hydrothérapie est toujours lente à s'opérer. Ne pourrait-on pas compléter et même abréger le traitement à l'aide de quelques applications électro-galvaniques ? J'en ai retiré de trop bons effets, en les employant seules contre la paraplégie, pour ne pas croire qu'elles doivent, dans certains cas, concourir efficacement à stimuler l'influence nerveuse et la contractilité musculaire.

Les paralysies qui ne dépendent d'aucune altération appréciable de la pulpe cérébro-spinale constituent de simples névroses. Toutefois on désigne plus spécialement par névroses certaines perversions du mouvement ou de la sensibilité dont la cause et le siége précis sont inconnus, qui s'attaquent le plus souvent à l'ensemble de nos fonctions, et affectent une sorte de régularité dans leur retour ou leur manifestation Qui n'a vu les épouvantables convulsions de l'épilepsie. les mouvements automatiques de la chorée, et les scènes si bizarres et si variées de l'accès hystérique ?

L'hydrothérapie, pas plus que la médecine, ne guérit l'épilepsie. Elle parvient tout au plus quelquefois à en modérer les attaques, ou à les rendre moins fréquentes.

L'utilité des bains et des affusions froides contre la chorée a été de tout temps reconnue et mise à profit. Aussi la méthode de Priessnitz compte-t-elle de très-nombreux succès. Elle emploie surtout l'enveloppement dans le drap humide, les affusions et le grand bain.

L'hystérie est moins une maladie qu'un désordre accidentel de l'innervation. Vous voyez souvent, pendant le même accès, les malades rire, pleurer, pousser des cris, éprouver des convulsions ou offrir une immobilité extatique, jusqu'à ce qu'ils tombent d'épuisement dans un sommeil comateux qui rendra peu à peu le calme à l'organisme. L'eau froide est employée ici avec avantage sous toutes les formes. Si la matrice paraît être pour quelque chose dans ces accidents, on insistera spécialement sur le bain de siége, les lavements, les injections vagino-utérines et la ceinture abdominale.

Mieux vaut dans ces divers cas se servir d'eau simplement dégourdie, que d'eau tout à fait froide, dans la crainte qu'un saisissement subit n'amène une trop vive réaction.

AFFECTIONS ABDOMINALES.

L'hydrothérapie emploie les mêmes moyens de traitement dans la plupart des affections chroniques des viscères abdominaux : seulement elle les modifie suivant les indications spéciales.

C'est surtout pour la guérison des maladies du tube digestif qu'elle jouit d'une juste célébrité. Pour bien comprendre comment, en pareil cas, agissent les procédés hydropathiques, il faut se rappeler quelle solidarité unit la surface cutanée et la muqueuse intestinale, solidarité telle que la vitalité de l'une retentit sur la vitalité de l'autre et l'affecte profondément. Ainsi, quand les fonctions digestives s'exécutent mal, la peau est âcre, sèche, aride, impressionnable aux moindres variations de l'atmosphère. J'ai donné des soins à un malade qui, tout à coup, au milieu de la santé la plus florissante, fut pris d'un volvulus, pour être resté quelque temps le corps exposé à un courant d'air froid. Qui ne connaît les dangers du bain pendant le travail de la digestion? Ces exemples, qu'il me serait facile de multiplier, expliquent pourquoi, dans les affections chroniques de l'intestin, l'hydrothérapie dirige simultanément ses procédés sur la peau et la membrane muqueuse, afin de modifier l'une par l'autre, et de rétablir entre ces deux surfaces l'équilibre physiologique que la maladie a presque toujours interrompu ou perverti. Là est la clé de la médication. Arrivons maintenant à quelques applications pratiques.

J'ai déjà fait remarquer qu'un des effets les plus constants du traitement, c'est d'exciter vivement l'appétit, et de donner aux facultés digestives une extrême activité. Aussi est-il peu de dyspepsies, d'embarras et de pesanteurs d'estomac, qui ne cèdent à l'emploi intérieur et extérieur de l'eau froide.

J'ai vu bon nombre de malades qui avaient trouvé dans le traitement hydropathique la guérison de diarrhées extrêmement rebelles, qui, depuis longtemps, épuisaient les forces et minaient la constitution. Mais, avant de rien entreprendre, il faut bien poser le diagnostic. Quand il y a douleur et ballonnement du ventre, fréquence dn pouls, soif, on insistera sur les bains de siége prolongés, les compresses abdominales souvent renouvelées, et les boissons aqueuses, jusqu'à ce qu'on ait obtenu la sédation. Si, au contraire, la diarrhée provient du relâchement et de l'inertie des fonctions digestives, comme il importe surtout alors de fortifier l'organe, l'eau sera employée à une température plus basse, et peu de temps chaque fois. Parmi les divers procédés, on donnera la préférence aux lavements froids et à la ceinture stimulante. Je me hâte d'ajouter que, quel que soit le principe même du dérangement intestinal, il convient toujours d'associer aux moyens locaux les lotions, le grand bain, la douche et les frictions générales, afin de provoquer et entretenir vers la peau une puissante diversion.

Dans les hypertrophies du foie et de la rate, les mêmes procédés, dirigés convenablement, conduisent souvent à d'heureux résultats. On conçoit aisément que des sudations répétées, le passage dans le sang d'une notable quantité d'eau, une activité plus grande des sécrétions, amènent le dégorgement des tissus parenchymateux.

L'hydrothérapie est encore utile dans le traitement des hémorrhoïdes. Il y a des personnes chez lesquelles leur suppression, provoquée ou accidentelle, paraît avoir amené ces étouffements, ces pesanteurs de tête, et ces menaces de congestion qu'elles n'avaient jamais éprouvées auparavant. Les purgatifs et les sangsues à l'anus ne procurent qu'un soulagement momentané : bientôt les mêmes phénomènes se reproduisent, tandis que, si vous avez recours aux procédés hydropathiques, le flux hémorrhoïdal ne tarde pas à reparaître, et en même temps le calme renaît dans l'organisme.

D'autres fois le sang s'accumule dans les veines de l'orifice inférieur du rectum, et forme des tumeurs variqueuses, érectiles, qui gênent extrêmement par leur volume et leur vive sensibilité. Souvent même elles nécessitent une opération chirurgicale. Au moyen de l'hydrothérapie, vous arrivez à des résultats bien préférables, puisque le sang s'ouvre naturellement une issue, et que c'est par l'action propre des organes que s'opère le dégorgement des tumeurs hémorrhoïdales.

La médecine allemande attribue une grande influence aux hémorrhoïdes sur la production et l'entretien des maladies. Il est certain que l'usage habituel de la bière et des liqueurs alcooliques, surtout quand on en fait abus, entretient dans la circulation abdominale une sorte de mouvement fluxionnaire que l'eau froide calme admirablement. Tant il est vrai que le simple changement de régime est bien souvent le meilleur des remèdes.

LEUCORRHEE.

Quand la leucorrhée est symptomatique d'une lésion de l'utérus, son traitement doit rentrer dans celui de la maladie principale. Mais elle résulte bien plus souvent de l'atonie de la membrane muqueuse, et des modifications qu'amènent dans la vitalité des organes la mollesse du genre de vie et des habitudes trop sédentaires. Aussi est-ce dans les grandes villes que les femmes y sont le plus sujettes.

Priessnitz emploie indistinctement contre toutes les leucorrhées la même médication. Sa pratique offrirait beaucoup plus de sécurité et d'avantages, s'il savait établir un diagnostic différentiel, et réserver sa méthode pour les cas où il n'y a point de lésion organique. L'eau froide administrée en lavements, injections, et surtout en bains de siége, est un puissant tonique de l'appareil vulvo-utérin. Il est peu de leucorrhées, parmi celles qui dépendent du relâchement de la membrane muqueuse, qui ne cèdent à ces moyens, pourvu que, par les frictions et les bains froids ménagés convenablement, on donne à la peau plus de vigueur et à ses fonctions plus d'activité.

SYPHILIS.

L'hydrothérapie a la prétention de guérir la syphilis récente ou ancienne, sans le secours d'aucun médicament, et, à ce sujet, elle reproduit contre le mercure les déclamations intéressées de ces industriels qui prostituent leur titre de médecin par des annonces aussi mensongères qu'immorales. Ainsi le mercure est coupable de tous les accidents attribués généralement à la syphilis. Priessnitz n'affirme-t-il pas avoir vu et recueilli des globules de mercure qui, pendant la sudation, venaient sourdre à travers la peau des malades?

Ce sont là, sans doute, des exagérations. Cependant, s'il est une maladie dont il importe d'apprécier le traitement à sa juste valeur, c'est la syphilis. Incomplétement guérie, ses progrès sourds, profonds, sa marche insidieuse, les formes si diverses qu'elle revêt, peuvent entraîner les épouvantables lésions qu'on figure dans certains musées, mais dont le pinceau et la cire ne reproduisent qu'incomplétement l'image. Je n'ai donc reculé devant aucune difficulté, afin de connaître quelle est l'influence réelle de la médication hydropathique contre ces maladies. Or, voici à cet égard mes convictions.

Il y a des personnes dont la constitution est tellement détériorée par les excès, la maladie et les médicaments, qu'on ne peut plus, au milieu d'un tout morbide, faire la part de l'élément syphilitique. C'est dans ces cas désespérés que l'hydrothérapie a obtenu quelquefois d'admirables succès. Sous l'influence de l'espèce de dépuration produite par les sueurs et les boissons abondantes, les liquides de l'économie ont repris leur composition, les organes leur jeu, et les malades sont revenus à la vie, alors que déjà ils présentaient les hideux stygmates d'une fin prématurée. De pareilles cures, tout extraordinaires qu'elles paraissent, doivent peu nous surprendre. La médecine avait depuis longtemps constaté les avantages des sudorifiques dans le traitement de la syphilis. Si elle n'a pas été aussi heureuse dans leur emploi, c'est qu'elle avait recours, pour obtenir la transpiration, à des procédés moins puissants et souvent infidèles.

L'hydrothérapie aurait-elle réellement le privilége de s'attaquer au principe syphilitique même? Je ne le pense pas. Dans les cures dont j'ai parlé, le virus avait dû être détruit par les médications antérieures, et ses ravages seuls persistaient. Tant que le virus est présent dans l'économie, on peut, il est vrai, amender les symptômes, mais non obtenir une guérison radicale. Ces prétendues crises qu'on s'attache tant à provoquer, ne sont souvent, ainsi que l'indiquent leur siége et leur aspect, que la réapparition d'anciennes syphilis dont un traitement spécifique pourra seul triompher. Sous ce rapport, il en est de l'hydrothérapie comme de certaines eaux minérales, celles de Louéche, par exemple : incapables de guérir elles-mêmes la syphilis, elles mettent en mouvement nos humeurs, appellent le travail morbide vers la peau, et rendent par suite la maladie curable.

J'ai prononcé les mots de virus et de spécifique. C'est qu'en effet je crois parfaitement au principe virulent de la syphilis, et à la spécificité de certains médicaments. Ainsi, le mercure dans les accidents secondaires, l'iodure de potassium dans les accidents tertiaires sont, à mon avis, les remèdes par excellence. Quant aux accidents primitifs, ils doivent être attaqués et détruits le plus promptement possible, afin de prévenir l'infection générale. Je ne fais en cela qu'adopter les préceptes de mon savant confrère et ami, le docteur Ricord, dont les remarquables travaux me paraissent avoir définitivement fixé la science sur la nature et le traitement de l'affection syphilitique.

L'hydrothérapie n'est donc encore ici qu'un moyen accessoire, fort utile dans certaines limites, mais dont on a singulièrement exagéré la valeur et les applications.

Telles sont les principales maladies contre lesquelles le traitement par l'eau froide m'a semblé offrir le plus d'avantages. Je sais bien qu'on dit l'avoir également employé avec succès contre le scorbut, les scrofules, les affections cutanées, et autres états morbides qui tiennent à une sorte de cachexie de la constitution; mais j'en ai observé trop peu de cas pour avoir pu me faire, par moi-même, une opinion sur leur curabilité. Or, je craindrais, en hasardant à cet égard des conjectures, d'ôter à mon travail son caractère essentiellement pratique.

Je ne parlerai pas non plus de l'hydrothérapie appliquée aux maladies chirurgicales, car les irrigations et les bains, tels que nous les employons, suffisent d'habitude aux indications thérapeutiques. Un mot seulement sur les fistules urinaires.

Ces fistules, pour la plupart, sont consécutives à des rétrécissements du canal, lesquels reconnaissent eux-mêmes presque toujours pour cause d'anciennes blennorrhagies. M. Hallmam m'a dit avoir obtenu nombre de fois par l'hydrothérapie la cicatrisation du trajet fistuleux, et, chose étonnante, les urines reprenaient librement leur cours habituel sans qu'on eût besoin de dilater l'urèthre par la sonde. J'ai été moi-même témoin de deux semblables guérisons. Le traitement avait consisté en boissons abondantes, transpirations, et compresses stimulantes appliquées sur l'ouverture anormale. On comprend qu'il soit possible d'amener ainsi l'oblitération de la fistule, en faisant résoudre les callosités qui tapissaient ses parois et ses orifices; mais on s'explique moins bien la disparition du rétrécissement. Il faut admettre qu'il consistait également en une sorte de boursoufflement fongueux de la membrane muqueuse, et non en une altération organique de l'urèthre, sans quoi la médication eût échoué.

J'en ai fini avec la partie thérapeutique de mon travail. On a pu voir, par cet exposé succinct, que l'hydrothérapie ne saurait être une méthode générale et absolue, et qu'il serait absurde de vouloir restreindre à ses formules l'art médical tout entier. Priessnitz, comme tous les novateurs, s'est laissé entraîner par la passion ou l'enthousiasme. Il a cru que ses idées ne pourraient triompher qu'à condition qu'elles s'élèveraient sur les ruines de celles qui avaient régné jusqu'alors, et, injuste envers la médecine, la médecine à son tour fut injuste envers lui. Ce sont ces exagérations qui nuisent le plus aux progrès des sciences. Bien loin de s'exclure, celles-ci ne peuvent avancer qu'en se prêtant un mutuel concours et un appui réciproque.

Non, quelque variés, quelque ingénieux que soient vos procédés, l'eau froide n'est point une panacée, pas plus que le camphre, dont l'imagination d'un chimiste a récemment célébré les prétendus miracles.

Par quels moyens pourrez-vous, dans certains cas, remplacer la saignée? Je n'en connais aucun. Je ne vois pas non plus pourquoi, dans la fièvre intermittente, on renoncerait à l'action si sûre et si prompte du sulfate de quinine, pour recourir aux incertitudes et aux lenteurs de la médication hydropathique. Que sera-ce surtout si la fièvre a le caractère pernicieux!

Supposons certaines affections morbides d'un danger moins pressant, l'indication des remèdes n'en sera pas moins positive, soit pour guérir, soit seulement pour soulager. Ainsi, comment traiterez-vous les douleurs cancéreuses sans l'opium, les scrofules sans l'iode, le tænia sans les vermifuges, la chlorose sans le fer? Une jeune fille chlorotique faillit périr dans les mains de Priessnitz, qui s'obstinait à ne voir dans la décoloration de ses traits que la présence d'humeurs à expulser par les procédés hydropathiques. Heureusement que, sur les conseils d'un médecin qui se trouvait à Grœfenberg, le père de la malade la conduisit à une source ferrugineuse du voisinage, où elle recouvra la santé en peu de temps.

J'ai vu à Pont-à-Mousson, et dans quelques établissements d'Allemagne, employer les procédés hydropathiques conjointement avec certains médicaments. Ces essais, auxquels j'ai fait allusion dans mon travail, ont amené déjà d'heureux résultats, et il est à désirer qu'on les répète sur une plus grande échelle. En combinant ainsi ses ressources avec celles de la médecine, l'hydrothérapie entre enfin dans une voie scientifique, et elle n'a plus à redouter de dangereux et funestes écarts.

Dans tout ce que je viens de dire de l'emploi thérapeutique de l'eau froide, j'ai supposé que les malades se faisaient traiter dans un établissement spécial. Mais ici se présente une question du plus haut intérêt. Peut-on suivre chez soi le traitement hydropathique? Sans nul doute cela est possible dans beaucoup de cas, puisqu'il n'est pas besoin d'appareils particuliers pour la sudation, les lotions, les affusions, le bain de siége, et qu'une simple baignoire suffit souvent pour remplacer le grand bassin. Ainsi, je connais à Paris des personnes qui se font emmaillotter le matin par leur domestique, prennent leur bain dans leur chambre, puis vont faire leur réaction en se rendant à pied à leurs affaires. On peut également aller, avant le dîner, recevoir la douche froide dans une maison de bains. Cependant, lors même qu'on peut concilier les exigences d'une vie occupée avec les pratiques de la médication, il est encore préférable de se faire soigner dans un établissement hydropathique, où, entre autres avantages, on a celui d'être moins exposé à des irrégularités de régime.

§ III.

INFLUENCE HYGIÉNIQUE

DE

L'HYDROTHÉRAPIE.

L'eau froide était autrefois considérée comme un puissant moyen d'hygiène, à tel point que les premiers législateurs firent de son emploi l'objet d'une prescription spéciale. Mais peu à peu le temps a modifié nos usages comme nos mœurs; une certaine mollesse a remplacé l'espèce d'austérité des anciennes habitudes, et l'on est arrivé insensiblement à quitter les pratiques les plus salutaires à la santé, par cela seul qu'elles effrayaient la délicatesse. C'est ainsi que maintenant, bien loin d'être la base d'un régime hygiénique, l'eau froide entre à peine pour quelque chose dans le soin de notre corps. L'abandon a été général, et si l'Arabe est resté fidèle à ses ablutions de chaque jour, tout prouve qu'il suit moins un conseil d'hygiène, qu'il n'obéit à la prescription rigoureuse du Coran.

L'efficacité de l'eau froide, qu'attestent tous les souvenirs de l'antiquité, a été de nouveau mise en relief par l'hydrothérapie : seulement, celle-ci est allée beaucoup trop loin. Vouloir, en effet, imprimer une marche rétrograde aux goûts et aux habitudes de son époque, est une téméraire et folle prétention.

D'ailleurs, quelle est donc la nécessité de proscrire, dans tous les cas et pour toutes personnes, les diverses boissons dont on use généralement, et de tout ramener à un breuvage unique, l'eau froide? Laissons au confrère immortalisé par Lesage cette doctrine extravagante. Pourquoi faudrait-il davantage renoncer entièrement aux bains tièdes, dans lesquels le corps, après une fatigue pénible ou une insomnie agitée, retrouve le calme, le repos et un délicieux bien-être, pour les remplacer par l'immersion dans l'eau glacée? Ces rudes pratiques peuvent convenir aux peuples du nord, obligés de lutter sans cesse contre l'inclémence de l'atmosphère : mais, dans nos climats tempérés, elles provoqueront toujours de justes et invincibles répugnances.

Il ne faut pas oublier non plus que c'est surtout en traitant des paysans que Priessnitz a posé les principes sévères de sa méthode. Or il existe de profondes différences entre l'homme que, dès le jeune âge, les privations ont préparé à de rudes labeurs, et celui qui, né dans l'opulence, voit sa vie s'écouler dans d'élégants et faciles loisirs. Ce qui convient au premier serait peut-être trop énergique pour le second. C'est que, si la naissance et la fortune créent des inégalités sociales, souvent aussi l'éducation influe sur nos organes, et amène dans leurs fonctions une véritable disparité.

La médecine, on le sait, ne procède pas toujours de la même manière envers les malades des hôpitaux et ceux qui appartiennent à une classe plus aisée. Non pas qu'elle regarde le pauvre comme un sujet d'expériences : ce sont là d'odieuses insinuations. Mais il est indispensable qu'elle tienne un compte immense des circonstances antérieures, des diverses susceptibilités morales, et qu'elle approprie l'activité du traitement à l'énergie individuelle de la constitution. Ces règles sont également applicables à l'hygiène.

Il faut donc, pour que l'hydrothérapie prenne faveur parmi nous, qu'elle modifie et adoucisse ceux de ses procédés qui rappellent un peu trop les mœurs primitives de la Silésie. Essayons maintenant d'établir dans quelles conditions et jusqu'à quelles limites elle peut être utile à l'entretien de la santé.

On voit des femmes du monde qui passent leur vie dans la tiède atmosphère de leurs appartements. Leur système nerveux est tellement impressionnable qu'elles tressaillent au moindre bruit, et s'émeuvent pour le plus léger prétexte. Ce n'est qu'après s'être informées de la température extérieure qu'elle osent hasarder de courtes promenades, rarement à pied, le plus souvent étendues sur les moelleux coussins d'une voiture bien douce. Mais si la gêne a ses inconvénients, le bien-être a quelquefois ses dangers. Pour se garantir de l'impression du froid, on se couvre de vêtements trop chauds. Ceux-ci entretiennent autour du corps une sorte de bain de vapeur continuel qui relâche la peau et l'attendrit. La susceptibilité augmente de plus en plus, au point que, chez certaines femmes, elle constitue une prédisposition maladive que le moindre refroidissement exaspère. C'est en vain qu'on redoublera de précautions. Plus on accorde aux exigences physiques, plus elles deviennent impérieuses et difficiles à contenter. Que faire alors ?

Il faut s'attaquer à la peau même. L'hydrothérapie, en rendant cette membrane moins impressionnable, lui restituera peu à peu, sans altérer sa finesse, la tonicité qui lui manque pour réagir contre les influences fâcheuses de l'atmosphère. C'est ainsi que l'acier acquiert plus de résistance quand on le plonge incandescent dans l'eau froide.

Je sais bien que les procédés hydrothérapiques effraient tout d'abord. Aussi commencera-t-on par des affusions d'eau à peine dégourdie, ou des frictions avec le drap mouillé. On s'accoutume bien vite à ces sensations toutes nouvelles, et le sentïment de vigueur qu'elles communiquent à l'économie encourage à tel point les malades, que c'est au médecin à calmer leur impatience et à réprimer leur ardeur. J'ai vu dans les établissements hydropathiques des femmes dont l'extrême susceptibilité au froid avait complétement disparu, au point qu'elles allaient, très légèrement vêtues, à leurs promenades journalières, sans tenir aucun compte de la température, ni de l'état hygrométrique de l'atmosphère. Elles n'avaient même plus à redouter un simple rhume.

C'est qu'en hygiène comme en médecine, le grand art consiste à saisir les indications et, au besoin, à ne pas reculer devant une détermination énergique. Comment traitez-vous certaines gastralgies consécutives à une alimentation débilitante? Vous changez totalement le régime. Souvent alors les malades digèreront facilement du bouillon de bœuf et des viandes rôties, tandis que le laitage et les légumes eussent été rejetés par le vomissement. De même pour la peau. Une chaleur trop uniforme l'énervait, un froid subit la fortifie.

Les habitudes sédentaires d'une vie inoccupée ont encore l'inconvénient de prédisposer à un embonpoint excessif. Cela se comprend. Par l'alimentation, l'économie reçoit les matériaux destinés à réparer ses pertes, de sorte que le maintien de l'équilibre entre la réparation et les pertes constitue l'état normal. Mais si vous condamnez vos organes à un repos absolu, qu'arrive-t-il? Les sécrétions se font mal. Certains principes, au lieu d'être éliminés, restent dans la circulation qu'ils rendent de plus en plus languissante. Le sang tend à obéir aux lois de la pesanteur, ainsi que l'indique le gonflement œdémateux des extrémités. Il y a prostration, plénitude, et les tissus, devenus plus spongieux, paraissent abreuvés d'une sève maladive et exubérante. Essaie-t-on de faire de l'exercice, on ne le peut plus. Les muscles sont restés grêles au milieu d'un embonpoint factice, et les moindres promenades sont bientôt interrompues par une pénible lassitude.

Ici encore l'hygiène hydropathique nous offre de précieux avantages. Au moyen de sudations abondantes et fréquemment répétées, vous dégorgez les tissus. La peau, que resserre le contact de l'eau froide, tend à revenir sur elle-même, et à chasser les liquides sous-jacents.

Mais ces évacuations, en même temps qu'elles débarrassent le corps du superflu des humeurs, finiraient elles-mêmes par exténuer les forces et appauvrir la constitution : aussi prescrirez-vous une nourriture fortifiante. On fera usage d'aliments riches en principes fibrineux, afin que, sous un petit volume, ils fournissent des matériaux substantiels et que la nutrition se porte spécialement sur les muscles.

M. Scoutetten rappelle très judicieusement, à propos du régime hydropathique, les curieux résultats qu'on obtient, en Angleterre, sur les coureurs et les jockeys par les procédés de *l'entraînement*. L'homme qu'on *entraîne* diminue de 9 kilog. en deux jours, et de 12 en cinq jours. On sait ainsi, à peu près, quel sera, jour par jour, la perte de son poids. Quant aux pratiques fondamentales de l'entraînement, elles consistent d'abord dans l'emploi bien dirigé des purgations, des sueurs et de la diète; puis, l'amaigrissement obtenu, on répare les forces par un système convenable d'alimentation.

L'ydrothérapie se sert de moyens beaucoup plus doux, et, comme il ne s'agit pas d'obtenir des effets aussi extraordinaires, elle suffit à merveille aux indications du traitement.

Les médecins sont souvent consultés par des personnes qui se plaignent d'avoir habituellement le front brûlant et les pieds glacés, sans qu'aucun moyen puisse y rappeler la chaleur. Essayez de pédiluves froids suivis d'exercice : par la réaction vive qu'ils déterminent, le sang afflue vers les extrémités inférieures, et, en même temps que les pieds se réchauffent, le cerveau se dégage. J'ai rarement vu ce résultat manquer.

La constipation habituelle est un état des plus pénibles, qui s'attaque à tous les âges, à toutes les constitutions, et que le séjour habituel de Paris semble avoir le triste privilége de favoriser. Chacun sait combien les lavements sont parfois inefficaces. Il y a beaucoup d'inconvénients à recourir sans cesse aux purgatifs : d'ailleurs ils ne procurent que des résultats temporaires, et les évacuations n'en deviennent par suite que plus difficiles et plus rares. Aussi le médecin est-il souvent non moins embarassé que le malade dans le choix des moyens à employer.

De très nombreux succès ont prouvé que la constipation, même la plus opiniâtre, du moment qu'elle résulte d'un simple trouble fonctionnel de l'intestin, cède facilement à l'hydrothérapie. Il n'est pas besoin de recourir aux grands procédés. De l'eau froide bue pendant et entre les repas, l'enveloppement dans le drap mouillé, quelques lavements frais, la ceinture abdominale, de l'exercice, tel est à peu près tout le traitement.

M. Schedel cite, à cette occasion, la cure obtenue par Priessnitz sur le fils unique du prince de Lichtenstein. Ce fut là certainement un magnifique résultat.

On a vanté beaucoup l'utilité de l'hydrothérapie contre la dysménorrhée et l'aménorrhée. Il est vrai que le bain de siége froid, pourvu qu'il soit très court, provoque, à l'extérieur du bassin, une vive réaction qui a plus d'une fois amené l'apparition du flux menstruel. Mais c'est un moyen qui réclame de grands ménagements et qu'on doit suspendre aussitôt que son action est produite.

Par quel oubli des précautions les plus élémentaires de l'hygiène, Priessnitz peut-il avoir le triste courage de faire continuer les immersions dans l'eau froide pendant l'époque même de l'écoulement des menstrues? La comtesse Pot.... en est morte à Grœfenberg. Le grand bain froid avait amené, chez la princesse Pign..., une suppression qui persista sept mois. A ces exemples que M. Schedel rapporte, je pourrais en joindre d'autres qui, pour être plus obscurs, n'en sont pas moins probants. Heureusement, aucun hydropathe n'a encore osé répéter ces expériences dont l'audace épouvante.

C'est souvent aussi à l'exagération apportée par les malades eux-mêmes dans l'emploi des procédés hydropathiques qu'il faut attribuer certains accidents qu'il eût été facile d'éviter. Ainsi, tantôt on reste trop longtemps dans le grand bain ou sous la douche, et la réaction a beaucoup de peine à se faire. D'autres fois la digestion est laborieuse, parce qu'on a plutôt consulté l'extrême appétit que les forces de l'estomac; ou bien encore, on est pris de tremblements, de syncopes, pour avoir bu de l'eau avec excès dans l'idée de dissoudre les humeurs, de purifier le sang, ou d'adoucir les nerfs, car chaque malade se façonne pour son usage une petite théorie qu'il veut presque toujours imposer au médecin. On a reproché à l'hydrothérapie de favoriser le développement de l'aliénation mentale. Je ne connais pas de fait authentique qui justifie cette grave accusation.

L'été est évidemment la saison la plus favorable pour la médication par l'eau froide. Aussi voit-on à cette époque les malades se rendre aux établissements hydrothérapiques d'Allemagne, comme aux eaux minérales. Ils y trouvent la même société, les mêmes délassements, des sites non moins délicieux. La journée est remplie tout entière par les pratiques du traitement et les promenades de la réaction : mais, comme il importe également de fortifier les membres supérieurs, on fait scier et fendre du bois aux malades. C'est un piquant spectacle que celui de jeunes femmes qui manient bravement la scie, la hache et le chevalet, elles qui n'avaient connu jusqu'alors que l'inaction ou les douces occupations du boudoir.

La danse et la musique forment les principales distractions de la soirée. Une sage prévoyance a empêché les jeux publics de pénétrer dans ces établissements. Enfin arrive l'instant du repos. On se sépare habituellement de très bonne heure, car il faudra être réveillé de grand matin; et c'est par un sommeil calme et profond qu'on se prépare aux exercices de la journée.

Quel contraste entre la simplicité de ces coutumes hygiéniques et les fatigues de la vie parisienne! On comprend que, par le fait seul d'un changement aussi complet de régime, la santé générale éprouve une très notable amélioration, sans qu'il soit toujours nécessaire de recourir à des moyens plus puissants.

Restons en là de ces détails. Il ne peut entrer dans mon plan de mentionner toutes les circonstances particulières où l'hydrothérapie offre des ressources à l'hygiène, car une pareille énumération serait nécessairement incomplète, et d'ailleurs elle nous entraînerait dans de fastidieuses redites. J'ai voulu seulement poser quelques préceptes généraux, laissant au médecin le soin de prononcer sur l'opportunité du traitement, qu'il faut toujours savoir approprier aux différences de temps, d'habitudes, de localités et d'organisation.

Il résulte des faits exposés dans ce travail que les procédés de l'hydrothérapie sont quelquefois accessibles à nos explications physiologiques, et que leur emploi peut être doublement utile, soit pour combattre la maladie, soit pour la prévenir. Mais, on ne saurait trop se tenir en garde contre le désir d'ajouter de l'éclat au traitement par des tentatives audacieuses, et malheureusement beaucoup d'hydropathes s'autorisent de l'exemple de Priessnitz pour négliger les lois les plus simples de la prudence. On expose ainsi la vie des malades, et, en même temps, on compromet gravement sa propre responsabilité; car, ce que le monde eût appelé heureuse hardiesse, en cas de réussite, deviendra promptement, s'il y a revers, imprudence coupable. Rappelons-nous souvent ces belles et sages paroles de l'illustre chancelier Bacon : En médecine, c'est avec des ailes de plomb que l'imagination doit s'élever.

TABLE INDICATIVE

DES

SUJETS TRAITÉS DANS CE VOLUME.

§ 1.

ACTION PHYSIOLOGIQUE DE L'HYDROTHERAPIE.

§ II.

EMPLOI THÉRAPEUTIQUE DE L'HYDROTHÉRAPIE.

§ III.

INFLUENCE HYGIÉNIQUE DE L'HYDROTHÉRAPIE.

Fin de la Table.

Imprimerie de Édouard Bautruche, rue de la Harpe, 90.

www.ingramcontent.com/pod-product-compliance
Ingram Content Group UK Ltd.
Pitfield, Milton Keynes, MK11 3LW, UK
UKHW020310220726
13923UKWH00003B/1063

9 782019 2747